Grands dentistes résistants

Pour la France !

Médecine à travers les siècles

Collection dirigée par le Docteur Xavier Riaud

L'objectif de cette collection est de constituer « une histoire grand public » de la médecine ainsi que de ses acteurs plus ou moins connus, de l'Antiquité à nos jours.
Si elle se veut un hommage à ceux qui ont contribué au progrès de l'humanité, elle ne néglige pas pour autant les zones d'ombre ou les dérives de la science médicale.
C'est en ce sens que – conformément à ce que devrait être l'enseignement de l'histoire –, elle ambitionne une « vision globale » et non partielle ou partiale comme cela est trop souvent le cas.

Dernières parutions

Sous la direction de Dominique LE NEN et Pascal BRIOST, *Léonard de Vinci. Le corps... à la croisée des sciences et de l'art*, 2022.
Michel A. GERMAIN et Corinne BECKER, *Guérir du Lymphœdème. Histoire et avancées médicales*, 2022.
Maxime GATELIER, Quentin LECARDINAL, *Prothèses dentaires de soldats de la Première Guerre mondiale. Etude médico-légale*, 2022.
Philippe HECKETSWEILER, *Les maladies et la mort de Gustave Flaubert. Rouen 1821 – 1880*, 2022.
Pierre AUBRY et Bernard-Alex GAÜZÈRE, *La France et ses médecins en Extrême-Orient du XVIe au milieu du XXe siècle*, 2022.
Michel E. BERTRAND, *La cardiologie interventionnelle. Histoire et évolution*, 2022.
Pierre AUBRY et Bernard-Alex GAÜZÈRE, *La France et ses médecins dans les océans Indien et Pacifique du XVIe au XIXe siècle*, 2022.
Xavier RIAUD, *Aux origines de l'odontologie médico-légale. Des « Sherlock Holmes » français...*, 2022.
Dominique LE NEN et Frédéric DUBRANA (dir.), *La médecine... art ou science ?*, 2022.

Xavier Riaud

Grands dentistes résistants

Pour la France !

L'Harmattan

5-7, rue de l'Ecole-Polytechnique, 75005 Paris
http://www.editions-harmattan.fr
ISBN : 978-2-14-029310-8
EAN : 9782140293108

Avant-propos

Le 1er janvier, la polémique enfle. Le drapeau français qui surplombait la tombe du Soldat inconnu a été enlevé. Il ne reste que celui de l'Europe, le dirigeant français actuel, Emmanuel Macron, souhaitant vraisemblablement fêter la présidence de la France à la tête de l'Union européenne. Cela a-t-il été fait volontairement ou par maladresse ? Est-ce antirépublicain comme certains journalistes se sont plus à l'affirmer ? Je ne pense pas être habilité à répondre à ces deux questions. Je ne suis assurément pas assez compétent, encore moins si l'on essaie d'y apporter un semblant d'argumentation.

Par contre, ce que je sais, c'est que cette sépulture siège sous l'Arc de Triomphe depuis le 11 novembre 1920. Un soldat dont la nationalité française a été certifiée y est enterré. Il symbolise l'âme de tous les soldats français morts pour la France au cours de l'histoire. L'Europe que nous connaissons de nos jours s'est construite notamment sur le sang de ces soldats français décédés pendant les deux guerres mondiales du XXe siècle et lors de tous les conflits passés auxquels notre nation a participé.

Notre pays a une histoire et un drapeau pour lequel nombre d'hommes sont partis au combat. Peut-être ne savaient-ils pas bien pourquoi ? Peut-être ne savaient-ils pas où ils allaient ? Mais, ils savaient qu'ils allaient défendre leurs trois couleurs et ceci comptait à leurs yeux plus que tout. Enlever leur drapeau, notre drapeau, celui pour lequel ils sont morts, c'est évidemment faire offense à leur mémoire, à notre patrimoine historique. C'est ne pas nous grandir.

Le devoir de mémoire, c'est aussi ne pas se renier, ne pas oublier qui nous sommes et d'où nous venons. Au contraire, il faut cultiver fièrement nos origines et les défendre. Cela ne va certainement pas à contresens d'une ouverture sur le monde, vers toutes sortes de partenariat et encore moins vers une unité internationale. Ce n'est certainement pas antieuropéen, c'est juste revendiquer une identité propre historico-culturelle. Renier son histoire, ou au minimum l'omettre, c'est assurément la perdre. Il n'est pas acceptable, selon moi, de ne sortir notre bannière nationale que pour les seules victoires de l'équipe de France de football. En toute honnêteté, bien que j'aime ce sport, je trouve honteux de ne se rappeler à notre pays que lors de ces occasions si particulières.

L'idée de ce livre, qui ne peut en aucune façon être considéré comme exhaustif ni polémique d'ailleurs, commémorant ces dentistes résistants est venue suite à cet événement. Je suis fier d'être français et de l'histoire de notre pays. Dans le même temps, j'approuve et soutiens l'Europe, qui me semble essentielle dans le contexte actuel, et sa construction dont je connais la genèse. L'union fait la force comme l'affirme un célèbre adage. J'en suis intimement convaincu.

Une précision sur le mot « Résistance ». Selon moi, il concerne tous ceux qui se sont battus sur le sol français, dans les maquis ou en embuscade contre l'oppresseur nazi. Il me semble indispensable d'ajouter à cet ensemble tous ceux qui ont répondu à l'appel du 18 juin du Général de Gaulle et qui ont rejoint les forces alliées pour combattre militairement les Allemands. Nombreux sont ceux qui ont été envoyés ensuite derrière les lignes ennemies pour recueillir des informations ou organiser des missions de parachutage d'armes ou d'hommes, de sauvetage, le sol français étant occupé, rappelons-le. Ce choix n'engage bien évidemment que moi.

Je suis fier d'être dentiste et fier d'avoir eu ces résistants pour confrères. Ce livre leur est dédié, il est avant tout un hommage, leur hommage. On l'ignorait, mais la chirurgie dentaire française a payé un lourd, un très lourd tribut pendant ce conflit. Cette histoire constitue une identité de ma profession, la mienne également. Il faut toujours se la remémorer et l'honorer.

Au vu de l'ampleur des investigations, j'aurais pu choisir une présentation sur un mode dictionnaire, par ordre alphabétique. Et puis, après réflexions, j'ai choisi de proposer ces courtes biographies dans l'ordre de leurs découvertes afin d'offrir, au lecteur, les mêmes sensations de plaisir et de liberté inhérente à ces trouvailles, qui ont été les miennes. Ainsi, au fil des pages, se mélangeront ou se succéderont dentistes et prothésistes (= mécaniciens) dentaires de façon totalement aléatoire...

Pour finir, ils sont nombreux ceux qui ont adhéré avant la guerre au Parti communiste français qui était un parti très important de la vie politique française. Une autre époque, d'autres orientations politiques, une autre idéologie... Cette précision m'a semblé essentielle, car leur activisme politique, qui les verra entrer en Résistance, a fait partie de leur vie quotidienne avant la guerre, pendant malgré les interdictions, puis, pour ceux qui ont survécu, après.

Dentistes

Danielle Casanova

Danielle Casanova, est née Vincentella Périni, à Ajaccio, le 9 janvier 1909[1]. Elle fait ses études secondaires à Ajaccio en Corse et les termine à l'école du Luc dans le Var. Après un bref séjour à Marseille, dans le lycée de Longchamp pour lequel elle a obtenu une bourse, elle part à Paris pour suivre les cours de l'École dentaire, rue Garancière en novembre 1927. Elle rejoint son frère qui travaille comme journaliste dans la capitale. Elle a une petite chambre rue Monge[2]. En 1927, à 18 ans, elle s'inscrit à l'Union fédérale des étudiants. C'est là qu'elle rencontre Laurent Casanova qu'elle épouse en 1933. Ils vivent dans le VIIe arrondissement, puis déménagent au 32, rue du four (VIe arrondissement). Ce dernier est fait prisonnier en 1940. S'étant évadé, il assurera d'importantes responsabilités dans la Résistance[3].

Elle devient une des dirigeantes de l'Union fédérale des étudiants où elle dirige la section dentaire[4]. En 1928, elle adhère aux Jeunesses communistes et se fait appeler Danielle. Elle prend le secrétariat du groupe de la Faculté de médecine. Dans le même temps, elle poursuit ses études dentaires avec assiduité. En 1934, elle prend la direction du secrétariat de la nouvelle direction du mouvement. Elle fonde l'Union des jeunes filles de France en 1936.

---

[1] Lamendin Henri, *Praticiens de l'art dentaire du XIVe au XXe siècle*, L'Harmattan (éd.), Collection Médecine à travers les siècles, Paris, 2007.

[2] http://www.curagiu.com (a), *Danielle Casanova – Danielle déportée le 21 janvier 1943 à Auschwitz sous le matricule 31655*, sans date, pp. 1-13.

[3] Riaud, Xavier, *Étude de la pratique odontologique et de ses déviances dans les camps de l'Allemagne nazie*, Thèse Doct. Épistémologie, Hist. Sciences & Techniques, Nantes, 2007.

[4] Riaud Xavier, *La pratique dentaire dans les camps du IIIe Reich*, L'Harmattan (éd.), Collection Allemagne d'hier et d'aujourd'hui, Paris, 2002.

En 1932, elle devient officiellement chirurgien-dentiste. Mais, le 2 juin 1933, elle est condamnée à 50 Frs d'amende pour exercice illégal par la 10e chambre correctionnelle. Ses études terminées, elle exerce à la clinique dentaire de la coopérative ouvrière « La Bellevilloise » et au dispensaire de Villejuif. C'est sa grand-mère qui lui paie son matériel et l'aide à s'installer. Elle loue un local avec un masseur. Elle y travaille 3 jours par semaine[1]. Le reste du temps, elle officie à la clinique.

En 1938, elle condamne le régime d'Hitler au Congrès de New York[2].

En 1939, le parti communiste est interdit. Sous l'Occupation, elle participe à la reconstruction du parti communiste clandestin et quand celui-ci s'engage dans la Résistance, c'est en tant que rédactrice de *La Voix des femmes* qu'elle mène des actions[3]. Le 15 février 1942, surveillée depuis longtemps, elle est arrêtée chez des amis à elle, les Politzer, qui vivent rue de Grenelle, par la police française. Elle refuse de parler. Elle est photographiée, examinée des pieds à la tête et emprisonnée au Dépôt jusqu'au 23 mars. Ce jour-là, elle rejoint la prison de la Santé où elle est isolée. Elle y reste pendant 5 mois et demi. Le 9 juin 1942, elle est interrogée par la Gestapo. Le 24 août 1942, elle arrive au Fort de Romainville où elle fait preuve d'une dévotion et d'une affection à l'encontre de ses compagnes de détention sans égal. À l'aide du seul livre qu'elle possède, Danielle donne des cours d'histoire. Le 11 novembre, elle organise une Marseillaise avec tous les détenus de la prison qui l'entonnent à 12h00. Elle met en place un petit carnet qui servira de petit journal clandestin. Elle organise des distributions de nourriture aux plus démunis[4].

La jeune Corse fait partie du convoi du 24 janvier 1943 pour Auschwitz. 230 femmes, dont Marie-Claude Vaillant-Couturier,

---

[1] http://fusilles-40-44.maitron.fr, « Casanova Danielle », 2007-2020. Avec l'aimable autorisation des responsables du site, Mrs Claude Pennetier et Dominique Tantin.

[2] Riaud, Xavier, 2007.

[3] Riaud Xavier, 2002.

[4] Durand Pierre, *Danielle Casanova, l'indomptable*, Messidor (éd.), Paris, 1990.

l'accompagnent[1]. Le 27 janvier, elles entrent dans le camp pour femmes de Birkenau, en chantant la Marseillaise. Une gardienne SS demande s'il y a une dentiste parmi elles. Danielle quitte le groupe et rejoint le Revier (= Infirmerie) où elle travaille à la baraque réservée aux soins dentaires qui est divisée en trois pièces (une salle d'attente, une chambre meublée de trois lits pour le dentiste et ses deux assistantes, et le cabinet dentaire très bien aménagé aux dires de Danielle Casanova). Devenue une personnalité du camp (= Prominent), elle conserve ses cheveux[2]. Elle a le numéro de matricule 31655 tatoué sur son bras gauche. Son nom apparaît pour la première fois dans les registres du camp en date du 29 avril 1943 et il y est fait mention de sa fonction de dentiste au camp de femmes de Birkenau.

La Dr Adélaïde Hautval, médecin, arrive au camp dans le même convoi qu'elle. *« Je la trouve toute changée, pâle, gonflée et je saurai que toute la nuit elle a pleuré, consciente du sort qui attendait les camarades. Comment y parer ? Avec une vision claire de l'avenir et des données possibles, elle se fixe tout un programme : leur procurer des « emplois », voler pour elles des médicaments, détourner les victuailles, prendre sur sa ration propre et surtout leur apporter jour après jour un soutien moral sûr et constant. Jusqu'au bout, Danielle restera fidèle à ce programme – toujours. Et cette fidélité sera la cause de sa mort, car de nous toutes, c'est elle qui se trouvait dans les conditions de vie les plus favorables*[3]*. »*

Aussitôt arrivée, elle entre en contact avec l'organisation clandestine du camp. Elle parvient à faire sortir des informations du camp au péril de sa vie sur les horreurs s'y produisant[4]. Malgré des conditions de vie déplorables, elle a fait tout ce qu'elle pouvait afin d'aider ses compagnes malades[5]. Le 1er mai 1943, elle est prise

[1] Paris-Musées, *Destination Auschwitz des déportés tatoués*, Musées de la ville de Paris (éd.), Paris, 2002.
[2] Riaud, Xavier, 2007.
[3] Hautval Adélaïde, *Médecine et crimes contre l'Humanité*, Actes Sud (éd.), Arles, 1991.
[4] http://www.curagiu.com (b), *Danielle Casanova – De Vincentella à Danielle*, sans date, pp. 1-13.
[5] Riaud Xavier, 2002.

d'une fièvre violente. Le médecin-chef SS Dr Röder qui tenait à sa dentiste si efficace, la fait vacciner, mais trop tard. Elle meurt du typhus à Auschwitz, dans la nuit du 9 au 10 mai 1943. Son décès est annoncé dans les documents officiels du camp en date du 17 juin 1943. Ce jour-là, toutes les déportées pleurent leur amie disparue.

De nombreux tracts communistes annoncent sa mort et l'intention de représailles.

Aujourd'hui, Danielle Casanova reste un exemple de dévotion et d'abnégation remarquable dans le monde de la Déportation. Elle est aussi une figure légendaire de la Résistance française. Elle a été élevée au rang d'héroïne nationale en 2009 et a reçu à titre posthume la croix de la Légion d'honneur.

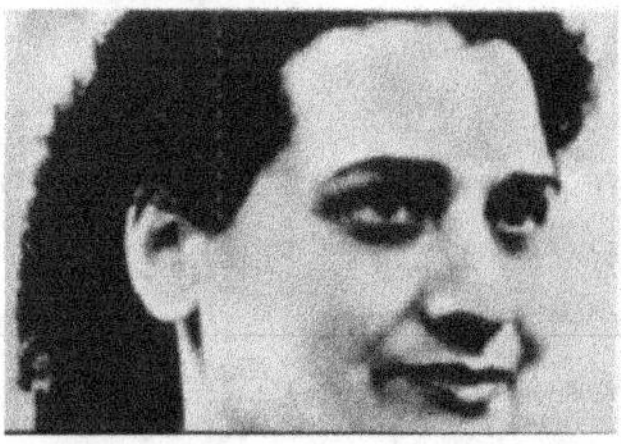

Mme Danielle Casanova (1909-1943)[1].

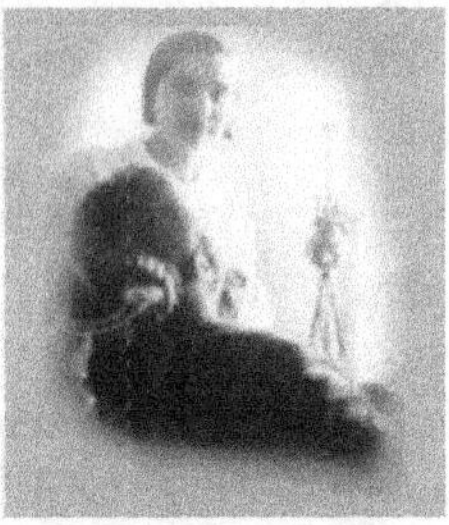

Danielle, chirurgien-dentiste[2].

[1] FNDIRP, communication personnelle, Paris, 2003.

[2] http://www.curagiu.com (a), *Danielle Casanova – Danielle déportée le 21 janvier 1943 à Auschwitz sous le matricule 31 655*, sans date, pp. 1-13.

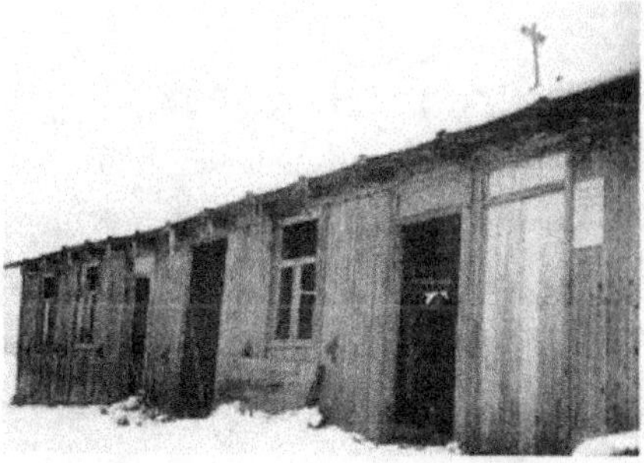

Cabinet dentaire d'Auschwitz-Birkenau[1].

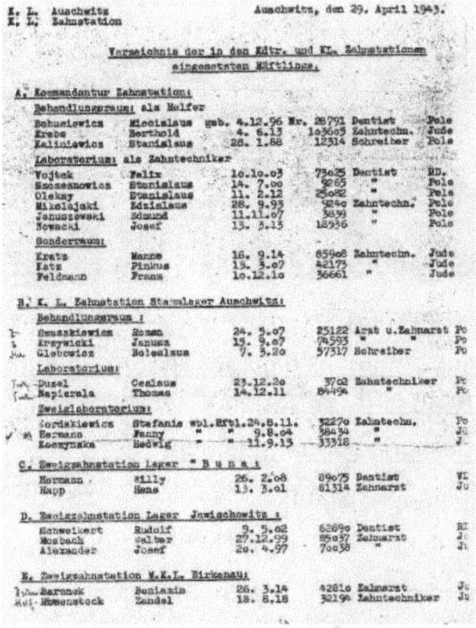

K. L. Auschwitz
K. L. Zahnstation

Auschwitz, den 29. April 1943.

Verzeichnis der in den Kdtr. und KL. Zahnstationen eingesetzten Häftlinge.

A. Kommandantur Zahnstation:

Behandlungsraum: als Helfer

Bohusiewicz	Nicolaus	geb. 4.12.96	Nr. 28791	Dentist	Pole
Krebs	Berthold	4. 6.13	103605	Zahntechn.	Jude
Kaliniewicz	Stanislaus	28. 1.88	12314	Schreiber	Pole

Laboratorium: als Zahntechniker

Vojtek	Felix	10.10.03	73025	Dentist	RD.
Szczesnowicz	Stanislaus	14. 7.00	9265	"	Pole
Oleksy	Stanislaus	11. 2.12	25082	"	Pole
Mikolajski	Edzislaus	28. 9.93	9240	Zahntechn.	Pole
Januszewski	Edmund	11.11.07	3839	"	Pole
Nowacki	Josef	13. 3.13	18936	"	Pole

Sonderraum:

Kratz	Manne	16. 9.14	65908	Zahntechn.	Jude
Katz	Pinkus	19. 3.07	42173	"	Jude
Feldmann	Franz	10.12.10	36661	"	Jude

B. K. L. Zahnstation Stammlager Auschwitz:

Behandlungsraum:

Szuszkiewicz	Roman	24. 5.07	25122	Arzt u.Zahnarzt	Po
Krzywicki	Janusz	15. 9.07	74593	" "	Po
Glebowicz	Boleslaus	7. 3.20	57317	Schreiber	Po

Laboratorium:

Duzel	Ceslaus	23.12.20	3702	Zahntechniker	Po
Napierala	Thomas	14.12.11	84494	"	Po

Zweiglaboratorium:

Gordiskiewicz	Stefanie	wbl.Hftl.24.8.11.	32270	Zahntechn.	Po
Hermann	Fanny	" " 9.8.04	38434	"	Ju
Koczynska	Hedwig	" " 11.9.13	33318	"	J.

C. Zweigzahnstation Lager "Buna":

Hormann	Willy	26. 2.08	89075	Dentist	VL
Happ	Hans	13. 3.01	81314	Zahnarzt	Ju

D. Zweigzahnstation Lager Jawischowitz:

Schweikert	Rudolf	9. 5.02	62890	Dentist	RI
Mosbach	Walter	27.12.99	85037	Zahnarzt	Ju
Alexander	Josef	20. 4.97	70038	"	Ju

E. Zweigzahnstation K.K.L. Birkenau:

Baranek	Beniamin	26. 3.14	42810	Zahnarzt	Ju
Rosenstock	Zandel	18. 8.18	32194	Zahntechniker	Ju

[1] http://www.curagiu.com (a), *Danielle Casanova – Danielle déportée le 21 janvier 1943 à Auschwitz sous le matricule 31 655*, sans date, pp. 1-13 ; cf. Panstwowe Muzeum Auschwitz, communication personnelle, Oswiecim, Pologne, 2002, 2003 et 2009.

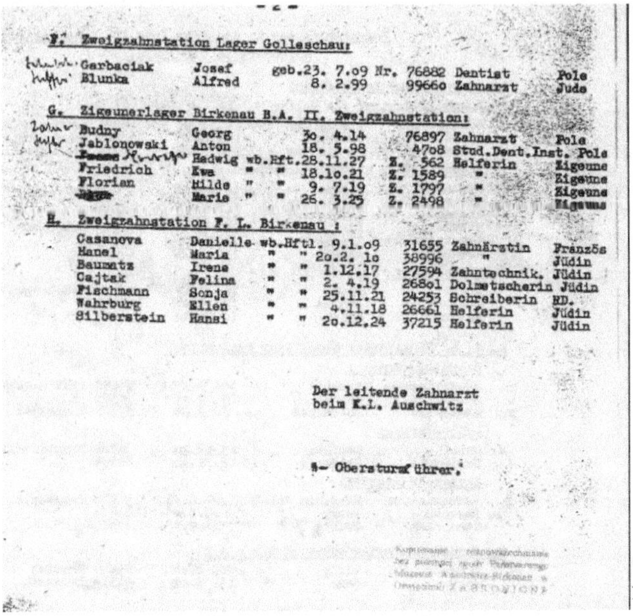

- 2 -

F. Zweigzahnstation Lager Golleschau:

Garbaciak	Josef		geb.23. 7.09	Nr. 76882	Dentist	Pole
Blunka	Alfred		8. 2.99	99660	Zahnarzt	Jude

G. Zigeunerlager Birkenau B.A. II. Zweigzahnstation:

Budny	Georg		30. 4.14	76897	Zahnarzt	Pole
Jablonowski	Anton		18. 5.98	4708	Stud.Dent.Inst.	Pole
[illegible]	Hedwig	wb.Hft.	28.11.27	Z. 562	Helferin	Zigeune
Friedrich	Ewa	" "	18.10.21	Z. 1589	"	Zigeune
Florian	Hilde	" "	9. 7.19	Z. 1797	"	Zigeune
[redacted]	Marie	" "	26. 3.25	Z. 2498	"	Zigeune

H. Zweigzahnstation F. L. Birkenau :

Casanova	Danielle	wb.Hftl.	9.1.09	31655	Zahnärztin	Französ
Manel	Maria	" "	20.2. 10	38996	"	Jüdin
Baumatz	Irene	" "	1.12.17	27594	Zahntechnik.	Jüdin
Cajtak	Felina	" "	2. 4.19	26801	Dolmetscherin	Jüdin
Fischmann	Sonja	" "	25.11.21	24253	Schreiberin	RD.
Wahrburg	Ellen	" "	4.11.18	26661	Helferin	Jüdin
Silberstein	Hansi	" "	20.12.24	37215	Helferin	Jüdin

Der leitende Zahnarzt
beim K.L. Auschwitz

SS- Obersturmführer.

[1]

Camp de concentration d'Auschwitz Auschwitz, le 29.04.1943

Station dentaire du camp[2]

<u>Liste des détenus employés dans les stations dentaires du poste de commandement et du camp</u>.

A- <u>Station du poste de commandement :</u>

<u>Cabinet de soins</u> : assistants

Brohusiwicz	4.12.1896	dentiste non diplômé	Polonais
Krels	4.6.13	mécanicien dentaire	Juif
Kaliniewicz	28.1.88	secrétaire	Polonais

[1] Panstwowe Muzeum Auschwitz, communication personnelle, Oswiecim, Pologne, 2002, 2003 et 2009.

[2] Panstwowe Muzeum Auschwitz, communication personnelle, Oswiecim, Pologne, 2002, 2003 et 2009.

Laboratoire : mécaniciens dentaires

Vojtek	10.10.03	dentiste non diplômé	Allemand
Szczesmowicz	14.7.00	dentiste non diplômé	Polonais
Olekay	11.2.12	dentiste non diplômé	Polonais
Mikolajski	28.9.93	dentiste non diplômé	Polonais
Januszewski	11.11.07	mécanicien dentaire	Polonais
Nowacki	13.3.13	mécanicien dentaire	Polonais

B- Station dentaire du camp d'Auschwitz :

Cabinet de soins :

Szuskiewicz	24.5.07	médecin et dentiste	Polonais
Krzywicki	15.9.07	médecin et dentiste	Polonais
Glebowicz	7.3.20	secrétaire	Polonais

Laboratoire :

Duzel	23.12.20	mécanicien dentaire	Polonais
Napierala	14.12.11	mécanicien dentaire	Polonais

Filiale du Laboratoire :

Kordakiewicz	(détenue féminine)	mécanicienne dentaire	Juive
Hermann	(détenue féminine)	mécanicienne dentaire	Juive
Koezynska	(détenue féminine)	mécanicienne dentaire	Juive

C- Station dentaire affiliée – Camp de Buna :

Hermann	26.2.08	dentiste non diplômé	
Happ	13.03.01	dentiste	Juif

D- Station dentaire affiliée – Camp Jawischowitz :

Schweikert	9.5.02	dentiste non diplômé	Allemand
Mosbach	27.12.99	dentiste	Juif

Alexander	20.4.97	dentiste	Juif

E- <u>Station dentaire affiliée – Camp pour hommes de Birkenau</u> :

Baraneck	26.3.14	dentiste	Juif
Rosenstock	18.8.18	mécanicien dentaire	Juif

F- <u>Station dentaire affiliée – Camp Golleschau :</u>

Garbaciak	23.7.09	dentiste non diplômé	Polonais
Blunka	8.2.99	dentiste	Juif

G- <u>Station dentaire affiliée – Camp de Tziganes Birkenau B.A.II :</u>

Budny	30.4.14	dentiste	Polonais
Jablonowski	15.8.98	étudiant dentaire	Polonais
____	(détenue féminine)	assistante	Tzigane
Friedrich	(détenue féminine)	assistante	Tzigane
Florian	(détenue féminine)	assistante	Tzigane
____	(détenue féminine)	assistante	Tzigane

H- <u>Station dentaire affiliée – Camp pour femmes Birkenau :</u>

Casanova Danielle (détenue féminine) 9.1.09 matricule 31655 dentiste Française

Hanel	(détenue féminine)	dentiste	Juive
Baumatz	(détenue féminine)	mécanicienne dentaire	Juive
Cajtak	(détenue féminine)	traductrice	Juive
Fischmann	(détenue féminine)	secrétaire	Allemande
Wahrburg	(détenue féminine)	assistante	Juive
Silberstein	(détenue féminine)	assistante	Juive

Le dentiste en chef du camp de concentration d'Auschwitz

SS-Obersturmführer[1]

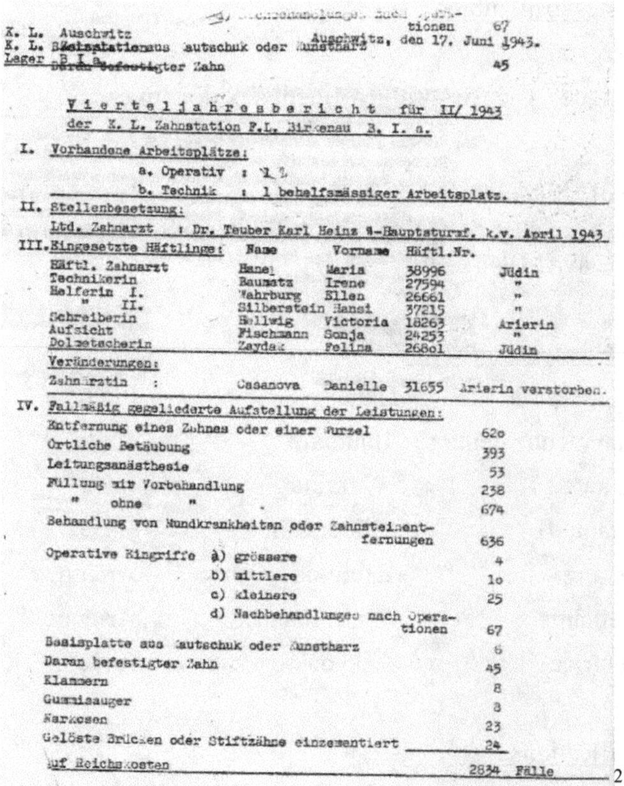

K. L. Auschwitz Auschwitz, den 17. Juni 1943.
K. L. Zahnstation
Lager B I a

V i e r t e l j a h r e s b e r i c h t für II/ 1943
der K. L. Zahnstation F.L. Birkenau B. I. a.

I. Vorhandene Arbeitsplätze:
a. Operativ : 1 1
b. Technik : 1 behelfsmässiger Arbeitsplatz.

II. Stellenbesetzung:
Ltd. Zahnarzt : Dr. Teuber Karl Heinz SS-Hauptsturmf. k.v. April 1943

III. Eingesetzte Häftlinge:

	Name	Vorname	Häftl.Nr.	
Häftl. Zahnarzt	Hanel	Maria	38996	Jüdin
Technikerin	Baumatz	Irene	27594	"
Helferin I.	Wahrburg	Ellen	26661	"
" II.	Silberstein	Hansi	37215	"
Schreiberin	Hellwig	Victoria	18263	Arierin
Aufsicht	Fischmann	Sonja	24253	"
Dolmetscherin	Zaydak	Felina	268o1	Jüdin

Veränderungen:
Zahnärztin : Casanova Danielle 31655 Arierin verstorben.

IV. Fallmäßig gegliederte Aufstellung der Leistungen:

Entfernung eines Zahnes oder einer Wurzel		62o
Örtliche Betäubung		393
Leitungsanästhesie		53
Füllung mit Vorbehandlung		238
" ohne "		674
Behandlung von Mundkrankheiten oder Zahnsteinentfernungen		636
Operative Eingriffe	a) grössere	4
	b) mittlere	1o
	c) kleinere	25
	d) Nachbehandlungen nach Operationen	67
Basisplatte aus Kautschuk oder Kunstharz		6
Daran befestigter Zahn		45
Klammern		8
Gummisauger		3
Narkosen		23
Gelöste Brücken oder Stiftzähne einzementiert		24
auf Reichskosten		2834 Fälle

[2]

Camp de concentration d'Auschwitz Auschwitz, le 17.06.1943

Station dentaire du camp[3]

Camp B.I. a

[1] Panstwowe Muzeum Auschwitz, communication personnelle, Oswiecim, Pologne, 2002, 2003 et 2009.

[2] Panstwowe Muzeum Auschwitz, communication personnelle, Oswiecim, Pologne, 2002, 2003 et 2009.

[3] Panstwowe Muzeum Auschwitz, communication personnelle, Oswiecim, Pologne, 2002, 2003 et 2009.

Rapport trimestriel pour II/1943 de la station dentaire du camp pour femmes de Birkenau B.I. a :

I. Postes disponibles :

chirurgical 2

technique 1 poste conformément aux directives

II. Répartition des postes :

dentiste en chef : Dr. Karl-Heinz Tauber, SS-Hauptsturmführer, depuis avril 1943

III. Détenus employés :

dentiste	Hanel	Juive
mécanicienne dentaire	Baumatz	Juive
assistante I	Wahrburg	Juive
assistante II	Silberstein	Juive
secrétaire	Hellwig	Arienne
surveillante	Fischmann	Arienne
traductrice	Zaydak	Juive

Modifications :

dentiste Casanova Danielle 31655 Arienne décédée

IV. Liste des prestations réparties selon les cas :

Enlèvement d'une dent ou d'une racine	620
Anesthésie locale	393
Anesthésie générale	53
Plombage avec soins préliminaires	298
Plombage sans soin préliminaire	674

Soins de maladies buccales ou détartrage	636
Opérations a- grosses	4
b- moyennes	10
c- petites	25
d- soins postopératoires	67
Supports en caoutchouc ou en résine artificielle	6
Dents fixées sur ces supports	45
Crochets	8
Ventouses	8
Anesthésies	23
Rescellement de bridges ou de dents sur pivot descellées	24

Aux frais du Reich	2834 cas

Pierre Audigé

Un jour que je me promenais dans les rues de la ville de Nantes avec ma femme et ma fille, j'ai été interpellé par une plaque commémorative située dans une cage d'escalier au 9, rue Boileau. Quelques jours plus tard, je suis revenu avec un crayon pour en noter le texte.

« Ici s'élevait le cabinet dentaire de Pierre Audigé, résistant, responsable pour Nantes et la région de Basse-Loire du mouvement Libération-Nord, puis du Réseau Cohors-Asturies. Nommé en 1942 par Jean Cavaillès, fondateur de ces organisations, il fut arrêté par la Gestapo, torturé et disparut dans les geôles nazies en juin 1944. Mort pour la France[1]. »

Après quelques recherches, j'ai découvert qu'une rue de Caen portait également le nom de Pierre Audigé.

Pierre Audigé naît en 1908. Il est originaire de Toulouse. Pourtant, c'est à la Faculté de médecine de Paris qu'il choisit de faire ses études. Par la suite, il vient s'installer à Nantes où il dirige le plus gros cabinet dentaire avant la guerre. Tous ceux qui l'ont connu reconnaissent qu'il était un brillant dentiste. Il se marie le 9 octobre 1933 à Paris avec Simonne Martin avec qui il a deux enfants. En 1939, il est mobilisé, il combat en Syrie et est démobilisé en janvier 1941.

Pierre refuse la capitulation. À son retour du front, associé à d'autres dentistes, il décide de s'engager dans la Résistance[2]. *« La baleine allaite ses petits »* était une phrase de reconnaissance codée qu'ils échangeaient entre eux. C'est l'exécution des otages

---

[1] Riaud Xavier, *Dentistes héroïques de la Seconde Guerre mondiale*, L'Harmattan (éd.), Collection Médecine à travers les siècles, Paris, 2011.

[2] Audigé Simone, *La baleine allaite ses petits*, Éditions du Moulin vieux, 1990.

à Châteaubriant qui motive son engagement dans la Résistance. Il est impliqué dans le réseau Libération-Nord.

Comme nous l'avons déjà signalé auparavant, un cabinet dentaire, ou médical, était un lieu propice aux échanges d'informations au vu du nombre de personnes qui y circulaient quotidiennement. Un flot permanent de renseignements pouvait ainsi y être véhiculé. C'est ainsi que les médecins et les dentistes ont participé activement à différents réseaux de la Résistance française. Beaucoup d'entre eux ont été capturés, peu en sont revenus[1].

Audigé a pour mission de rechercher des terrains de parachutages auxquels il a participé, d'entreposer et de cacher ce qui était envoyé, de rechercher des maisons isolées pour abriter des soldats parachutés le jour J, de recruter des jeunes susceptibles de combattre, de constituer des stocks de vivres pour ces soldats et de recueillir des renseignements sur l'emplacement et l'importance des effectifs ennemis. Plus tard, il a aussi organisé les réseaux dont il avait la charge en recrutant de nouveaux membres et en cloisonnant le recueil d'informations[2].

Il est resté dentiste à Nantes jusqu'à la fin 1943. Il a assisté à la destruction de son cabinet après les bombardements de septembre. À Paris, la Gestapo a été amenée à faire une perquisition chez un membre du réseau Cohors-Asturies. Les renseignements obtenus ont permis à celle-ci de remonter jusqu'à Nantes, au cabinet de Pierre Audigé. Ayant pressenti le danger, la famille Audigé est parvenue à s'enfuir juste à temps dans le Calvados où elle a vécu à Caen pendant 9 mois. Là, Audigé a repris son activité de dentiste, a reconstitué un réseau et a fait sauter une centrale électrique[3]. Il devient le responsable du réseau Cohors-Asturies pour la Basse-Normandie. Son groupe joue un rôle considérable dans le succès du débarquement des Alliés en Normandie en obtenant et fournissant les plans des défenses côtières du Mur de l'Atlantique.

---

[1] Riaud Xavier, *Dentistes héroïques de la Seconde Guerre mondiale*, L'Harmattan (éd.), Collection Médecine à travers les siècles, Paris, 2011.

[2] Riaud Xavier, *Dentistes héroïques de la Seconde Guerre mondiale*, L'Harmattan (éd.), Collection Médecine à travers les siècles, Paris, 2011.

[3] membres.lycos.fr/histonantes/audige.htm-3k, *Pierre Audigé*, sans date, p. 1.

Pierre Audigé est arrêté le 17 avril 1944, sur dénonciation. Il subit alors la torture des interrogatoires à la prison de Caen. Sur la route le conduisant à la prison de Fresnes, il est exécuté sommairement, le 2 juin 1944. Il avait 36 ans. Son corps ne sera jamais retrouvé. Il gît probablement dans une fosse commune[1].

Le Dr Pierre Audigé a reçu la médaille de la Résistance, le 30 janvier 1946 et la Croix de guerre, le 24 avril 1950. Il est auparavant nommé capitaine par l'armée à titre posthume[2]. Il est reconnu « Mort pour la France » le 11 mai 1949.

***

Monsieur François Van Pée est un dentiste qui n'exerce pas. Il fournit ses confrères en matériel approprié à leur exercice. C'est aussi un élément du réseau de résistance Cohors-Asturies, à Nantes. Il est arrêté le 21 avril 1944 par la Gestapo avec sa femme Léa, son frère René, également dentiste, et l'épouse de celui-ci. Il est demeuré trois mois à la prison de Nantes et a été déporté à Mauthausen avec son frère où il a servi de cobaye aux expérimentations nazies du Château d'Hartheim. Il finit par en succomber ainsi que son frère. Sa femme Léa est morte à Ravensbrück.

Monsieur Pierre Palluel est un jeune mécanicien dentaire de Nantes, appartenant au même réseau de résistance. Il est arrêté en mars 1944 et déporté en juin. Il est parvenu à revenir, mais dans un état affreux[3]. Il est mort dans de grandes souffrances en 1946.

---

[1] Audigé Simone, *La baleine allaite ses petits*, Éditions du Moulin vieux, 1990.
[2] Audigé Simone, *La baleine allaite ses petits*, Éditions du Moulin vieux, 1990.
[3] Laboratoire Van Pée, communication personnelle, Nantes, 1996 ; cf. Famille Audigé, communication personnelle, Nantes, 2005.

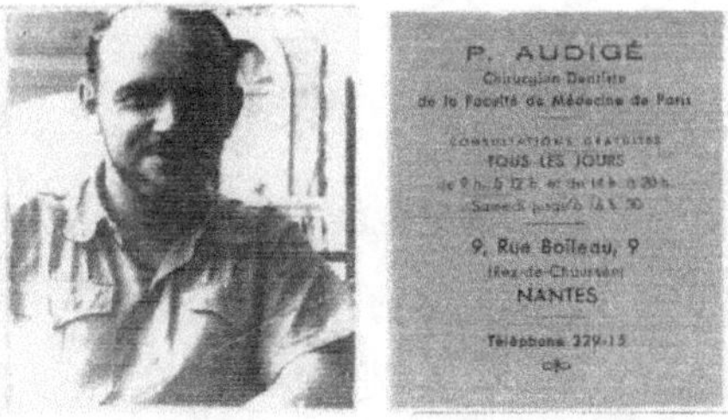

Dr Pierre Audigé et la plaque de son cabinet à Nantes[1].

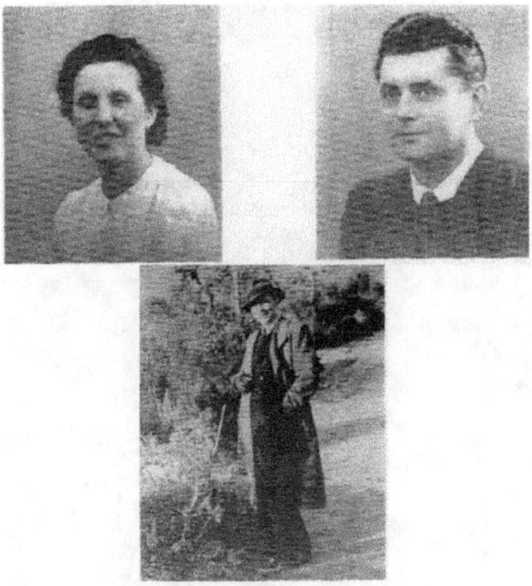

François et Léa Van Pée[2] en haut.
Pierre Palluel[3] en bas.

La famille Audigé vit aujourd'hui près de Caen. Nous sommes parvenus à les retrouver et à les contacter. La famille Van Pée a eu, quant à elle, jusqu'à deux laboratoires de fournitures dentaires sur Nantes tenus par les enfants de René et de François. Nous les avons visités.

---

[1] Famille Audigé, communication personnelle, Nantes, 2005.
[2] Laboratoire Van Pée, communication personnelle, Nantes, 1996.
[3] Laboratoire Van Pée, communication personnelle, Nantes, 1996.

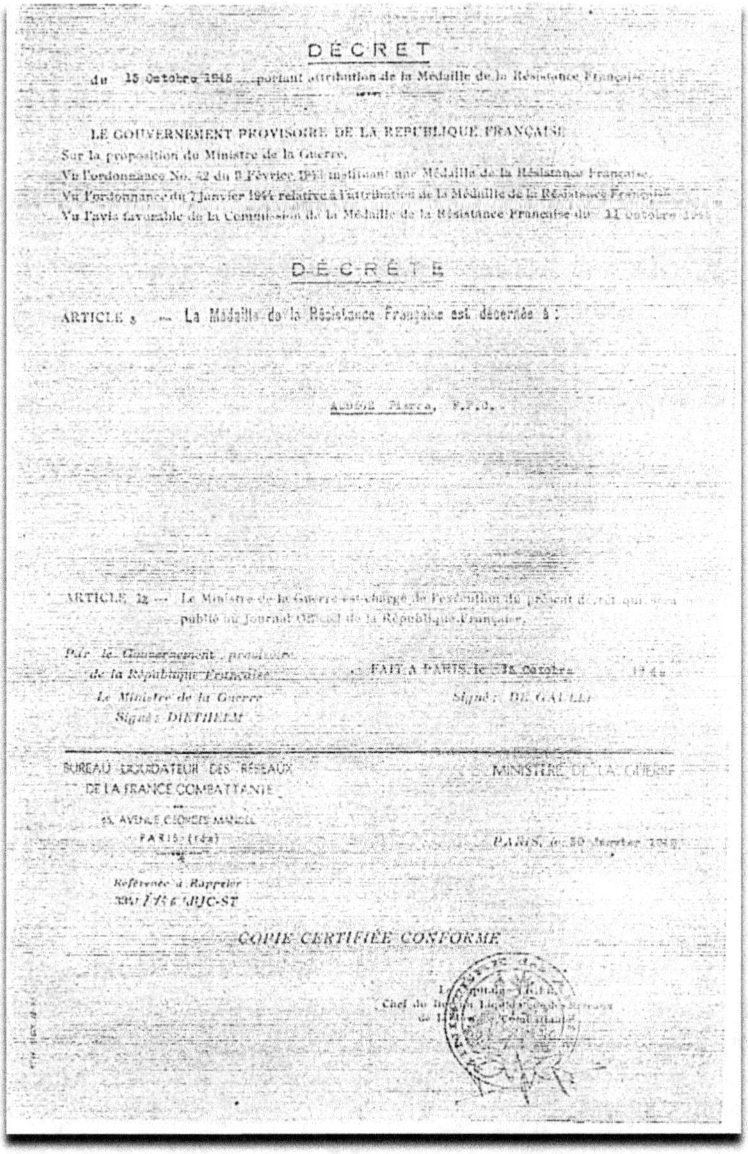

DÉCRET

du 15 Octobre 1945 portant attribution de la Médaille de la Résistance Française

LE GOUVERNEMENT PROVISOIRE DE LA RÉPUBLIQUE FRANÇAISE

Sur la proposition du Ministre de la Guerre,

Vu l'ordonnance No. 42 du 9 Février 1943 instituant une Médaille de la Résistance Française,

Vu l'ordonnance du 7 janvier 1944 relative à l'attribution de la Médaille de la Résistance Française

Vu l'avis favorable de la Commission de la Médaille de la Résistance Française du 11 octobre 1945

DÉCRÈTE

ARTICLE 1 — La Médaille de la Résistance Française est décernée à :

AUDIGÉ Pierre, F.F.C.

ARTICLE 2 — Le Ministre de la Guerre est chargé de l'exécution du présent décret qui sera publié au Journal Officiel de la République Française.

Par le Gouvernement provisoire de la République Française — FAIT A PARIS, le 15 Octobre 1945

Le Ministre de la Guerre — *Signé : DE GAULLE*

Signé : DIETHELM

BUREAU LIQUIDATEUR DES RÉSEAUX DE LA FRANCE COMBATTANTE — MINISTÈRE DE LA GUERRE

15, AVENUE GEORGES MANDEL

PARIS (16e) — *PARIS, le 30 Janvier 1946*

Référence à Rappeler :

… /BJC-ST

COPIE CERTIFIÉE CONFORME

Le … Chef du Bureau Liquidateur des Réseaux de la France Combattante

Attribution de la médaille de la Résistance au Dr Pierre Audigé[1], le 30 janvier 1946.

[1] Audigé Simone, 1990. Avec la permission de la Famille Audigé.

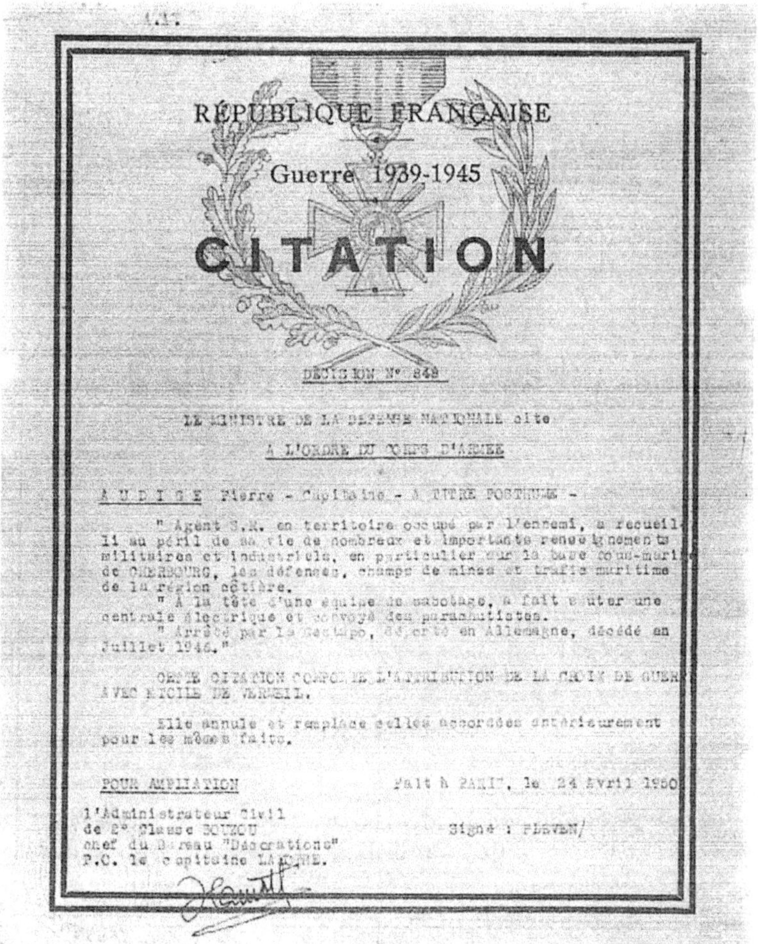

RÉPUBLIQUE FRANÇAISE

Guerre 1939-1945

CITATION

DÉCISION N° 849

LE MINISTRE DE LA DÉFENSE NATIONALE cite

A L'ORDRE DU CORPS D'ARMEE

AUDIGE Pierre - Capitaine - A TITRE POSTHUME -

" Agent S.R. en territoire occupé par l'ennemi, a recueilli au péril de sa vie de nombreux et importants renseignements militaires et industriels, en particulier sur la base sous-marine de CHERBOURG, les défenses, champs de mines et trafic maritime de la région côtière.

" A la tête d'une équipe de sabotage, a fait sauter une centrale électrique et convoyé des parachutistes.

" Arrêté par la Gestapo, déporté en Allemagne, décédé en Juillet 1944."

CETTE CITATION COMPORTE L'ATTRIBUTION DE LA CROIX DE GUERRE AVEC ETOILE DE VERMEIL.

Elle annule et remplace celles accordées antérieurement pour les mêmes faits.

POUR AMPLIATION

Fait à PARIS, le 24 Avril 1950

l'Administrateur Civil
de 2° Classe BOUZOU
chef du Bureau "Décorations"
P.O. le capitaine LAVIGNE.

Signé : PLEVEN/

Attribution de la Croix de guerre au capitaine Pierre Audigé[1], le 24 avril 1950.

[1] Audigé Simone, 1990. Avec la permission de la Famille Audigé.

Georges Paulin

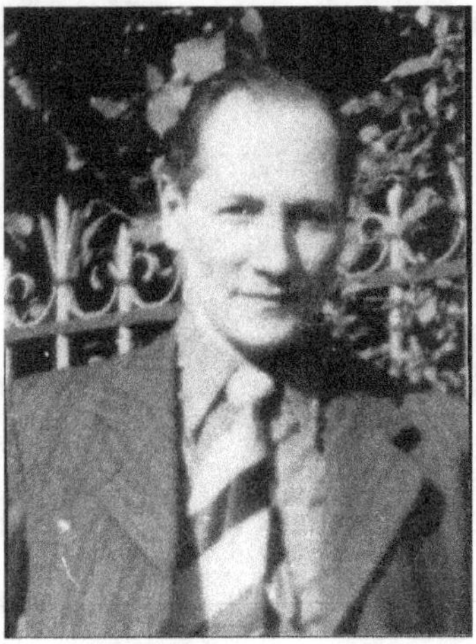

Georges Paulin[1].

Georges Paulin naît à Paris en 1902. De famille modeste, il est surdoué et s'ennuie très vite à l'école. Très tôt, il présente des aptitudes exceptionnelles pour le dessin. En 1918, sa mère est tuée dans les bombardements de la capitale. Il ne s'en remettra jamais[2].

Dès l'âge de 14 ans, il devient prothésiste dentaire et est très vite reconnu pour ses talents. Il s'installe à son compte et reprend ses études pour devenir chirurgien-dentiste. De même que son frère, il est diplômé de Garancière. Cette activité professionnelle ne lui sert qu'à financer sa passion[3].

---

[1] Paulin Michel-Georges, communication personnelle, 2008.

[2] Riaud Xavier, *Dentistes héroïques de la Seconde Guerre mondiale*, L'Harmattan (éd.), Collection Médecine à travers les siècles, Paris, 2011.

[3] Paulin Jérôme & Paulin Michel, « Biographie express », in *http://www.georgespaulin-lesite.com*, 2006.

« C'est en 1927 qu'ont débuté ses recherches. Il était accoudé à la fenêtre de son laboratoire de prothèse dentaire à Nice, quand est survenue une averse orageuse très brutale. Sur le trottoir opposé, un magnifique cabriolet Delage était arrêté, décapoté, et, malgré tous ses efforts, le propriétaire n'est pas parvenu à fermer la capote avant que l'intérieur en cuir et velours ait été inondé. Pour Georges Paulin, cela a été le déclic[1]. *»*

C'est en 1931 que Georges Paulin se fait connaître pour son invention du coupé-cabriolet avec l'aide du carrossier Marcel Pourtout dont il devient le styliste attitré. Il abandonne son cabinet dentaire à cette époque. Paulin invente le système *Eclipse* de motorisation du toit pour lequel il dépose son premier brevet. Il réalise une maquette au dixième d'une Citroën Rosalie qui fonctionne à l'électricité. En pleine construction de la traction avant et bien qu'admiratif, Citroën ne donne pas suite[2]. Associé à un financier, Pourtout construit sur les plans de Paulin, un Coach Hotchkiss 4 places pour le salon de 1933. En désaccord sur la répartition des gains, le projet avorte. Les deux hommes produisent une variété de marques (Renault, Delage, Bentley…) et de modèles, et un nombre de voitures carrossées assez exceptionnel.

Un parent lui prête de l'argent et Georges réalise un second prototype sur un châssis Peugeot fourni par le concessionnaire Darl'mat qui s'enthousiasme et lance la fabrication de 401 et de 601 modifiée par Pourtout. Paulin propose un nouveau système dans le cadre de la conception de la 302 et de la 402 Éclipse encore révolutionnaire aujourd'hui puisque le toit replié n'empiète que très peu sur le volume du coffre[3]. Sa notoriété se faisant plus grande chaque jour, il élabore des roadsters Peugeot Darl'mat, dont deux d'entre eux s'illustrent au Mans en 1937 et 1938.

« Le contrat signé entre Peugeot et Georges Paulin atteignait la fin d'une première période lors du lancement de la 402. La nouvelle rémunération proposée par le constructeur était jugée

---

[1] b/ Paulin Jérôme & Paulin Michel, « L'inventeur du coupé-cabriolet », in *http://www.georgespaulin-lesite.com*, 2006.

[2] a/ Paulin Jérôme & Paulin Michel, « Le styliste automobile », in *http://www.georgespaulin-lesite.com*, 2006.

[3] b/ Paulin Jérôme & Paulin Michel, « L'inventeur du coupé-cabriolet », in *http://www.georgespaulin-lesite.com*, 2006.

trop faible par Paulin. Un procès les a opposés et la justice a donné raison au constructeur qui pouvait alors utiliser le brevet à sa guise. Cela a été un coup terrible pour Georges Paulin qui était un homme passionné et peu enclin à transiger[1]*.* »

En 1937, André Embiricos, banquier et frère de Nicky Embiricos, coureur amateur sur Bugatti et sur Fra, fait l'acquisition d'un châssis Bentley. Le représentant en France de cette marque lui recommande de le faire habiller par Paulin et Pourtout. Celui-ci en propose un tracé original en 1938. Sa conception en a fait un véhicule exceptionnel avec des performances défiant toutes les normes pour l'époque. Susceptible de battre Mercedes, cette voiture est montrée d'exposition en exposition, sur le sol français, puis allemand. En 1939, André Embiricos, las de ne pouvoir la posséder, la revend[2]. Elle ne réapparaît au Mans qu'en 1949 où elle participe à trois épreuves consécutives. En 2000, elle gagne un concours d'élégance en Californie[3]. La Delage 1937 a reçu en 2006, le Vuitton Award. D'une valeur de 3 millions d'euros, cette voiture a été exposée sur les Champs-Élysées. Paulin est considéré aujourd'hui, par les spécialistes américains et anglais, comme le plus grand styliste automobile de l'entre-deux-guerres.

Fin 1939, après des négociations difficiles et très marquées par le procès qui l'a opposé à Peugeot, il accepte de devenir ingénieur-conseil et aérodynamicien du groupe Roll's Royce/Bentley qui a été séduit par ses travaux. En 1940, les bombardements allemands mettent un terme à leur collaboration en détruisant partiellement le fruit de leur collaboration dans le port de Dieppe[4].

Georges Paulin tenait en grande estime ses concurrents allemands et n'aspirait qu'à la paix. Malgré tout, il n'oubliait pas la mort de sa mère. Le 18 juin 1940, alors ingénieur dans une usine d'aéronautique militaire, il s'engage dans une lettre à un de ses

---

[1] b/ Paulin Jérôme & Paulin Michel, « L'inventeur du coupé-cabriolet », in *http://www.georgespaulin-lesite.com*, 2006.

[2] Lamendin Henri, *De l'art dentaire à d'autres arts*, L'Harmattan (éd.), Collection Médecine à travers les siècles, Paris, 2007.

[3] b/ Paulin Jérôme & Paulin Michel, « L'inventeur du coupé-cabriolet », in *http://www.georgespaulin-lesite.com*, 2006.

[4] b/ Paulin Jérôme & Paulin Michel, « L'inventeur du coupé-cabriolet », in *http://www.georgespaulin-lesite.com*, 2006.

amis anglais à ne pas baisser les armes et à ne pas reconnaître le maréchal Pétain qu'il tient en partie responsable de la débâcle française. En juillet 1940, en zone non occupée, il rencontre Walter Sleator, un agent du MI6 ou Secret Intelligence Service. Sleator dirigera le réseau Phill qui vient de naître depuis Madrid et fournira le premier poste émetteur en relation avec Londres[1]. *« Ce réseau comporte 14 personnes dont plusieurs franchissent régulièrement, en fraude, la zone interdite et relèvent les plans, les équipements, les effectifs des bases aériennes de la Luftwaffe. Toutes les données sont transmises à Londres guidant ainsi les interventions de la chasse et des bombardiers britanniques. Ce réseau est composé d'hommes et de femmes qui n'ont aucun secours à attendre sur place, qui exécutent leurs missions en dépensant leur propre argent. Ce n'est que vers la fin de 1941 qu'ils reçoivent pour la première fois des fonds venus d'Angleterre[2]. »* Paulin sera l'agent Phill 703.

En l'absence de Louis Renault (1877-1944) parti pour les États-Unis afin d'accélérer la production de chars pour l'armée française, depuis l'armistice, les usines Renault ont été réquisitionnées par la Wehrmacht et à son retour, deux ateliers, détachés de l'usine, ont été contraints de réparer des chars de combat. Les usines Renault sont en effet passées sous administration allemande et sous la tutelle de Daimler-Benz. En mars 1942, les usines Renault de l'île Seguin à Boulogne-Billancourt sont les premières cibles prioritaires des bombardiers britanniques et alliés de la Royal Air Force qui les anéantissent entièrement. Ce sont Paulin et ses amis qui ont préparé avec Londres, la destruction de ces usines dans l'agglomération parisienne. Une fois planifiée, la RAF a bombardé le site et atteint son objectif, mais au prix de la vie de 367 civils morts et de 341 blessés[3]. Louis Renault, déjà malade, avant la guerre, ne s'en remettra pas. Ses usines seront nationalisées en 1945.

---

[1] c/ Paulin Jérôme & Paulin Michel, « Le combattant de la liberté », in *http://www.georgespaulin-lesite.com*, 2006.

[2] c/ Paulin Jérôme & Paulin Michel, « Le combattant de la liberté », in *http://www.georgespaulin-lesite.com*, 2006.

[3] c/ Paulin Jérôme & Paulin Michel, « Le combattant de la liberté », in *http://www.georgespaulin-lesite.com*, 2006.

« En 1941 le réseau Phill, informe le MI6 de l'ampleur des recherches allemandes sur les moteurs à réaction et l'état d'avancement des plans des prototypes[1]*. »*

« Pour couvrir leurs activités d'espionnage, Georges Paulin et ses compagnons exercent, fictivement ou à mi-temps, une activité professionnelle. Ainsi, Georges, qui a été dentiste, entre en novembre 1940, au service de Durren-Berger, un dentiste français d'origine alsacienne qui parle couramment l'allemand et qui soigne des membres de l'Ambassade d'Allemagne déjà bien avant la guerre. Ce cabinet a maintenant une clientèle allemande exceptionnelle : l'ambassadeur Otto Abetz, le ministre Schleier, le ministre Rode, le général von Stülpnagel, commandant les troupes allemandes en France, Hermann Brandl dit Otto le chef de l'Abwehr en France, Daniel Dubois le n°1 français de la Gestapo à Paris, le capitaine Otto Rahn envoyé de Himmler, les consuls Quiring et Studer... Or, bien avant la guerre, Durren-Berger est déjà un agent du 2e bureau de l'armée française et, pendant l'occupation, il a continué jusqu'en 1942 son espionnage pour le 2e bureau de Vichy. Cette source de renseignements était d'une valeur inestimable. Une partie des informations recueillies par Durren-Berger sont transmises aux Anglais par le chef du SR de Vichy : le lieutenant-colonel Perruche. Durren-Berger ignore tout de l'activité d'espionnage de Georges Paulin et Georges Paulin ignore tout des activités de Durren-Berger.

Comble d'audace, Georges Paulin a soigné, de novembre 1940 à octobre 1941, le traître Dubois, l'homme qui le recherche sans le connaître. Ils ont de bons rapports et Dubois a dit à sa secrétaire, mademoiselle Méry, avoir de l'estime pour Georges Paulin[2]*. »*

Les agents du réseau Phill se succèdent dans le cabinet dentaire de Paulin. Au hasard de leurs venues, ils croisent ces personnalités allemandes. C'est dans une statue creuse du cabinet de Georges

[1] c/ Paulin Jérôme & Paulin Michel, « Le combattant de la liberté », in *http://www.georgespaulin-lesite.com*, 2006.

[2] c/ Paulin Jérôme & Paulin Michel, « Le combattant de la liberté », in *http://www.georgespaulin-lesite.com*, 2006.

que sont déposées les informations. Les Allemands n'ont jamais rien vu[1].

Sur dénonciation d'un « ami » suisse allemand, ils sont arrêtés sur ordre d'Otto et de Radecke de l'Abwehr le 31 octobre 1941. C'est Lafont, le chef de la Gestapo française de la rue Lauriston, et trois de ses acolytes, dont l'inspecteur Bonny, qui se chargent de cette mission. Duren-Berger, terrorisé, livre toutes les fiches dentaires des membres du réseau Phill qui sont tous arrêtés.

« Georges Paulin est livré à Otto. Dubois confiera à Durren-Berger que Paulin n'a pas dit un mot durant 8 jours d'interrogatoire. Ceux-ci se sont poursuivis plus de 4 mois et aucun des autres membres du réseau Phill inconnus ou connus du Suisse allemand ou de Durren-Berger n'a été inquiété. Aucun de ces Résistants arrêtés n'a dénoncé ses compagnons encore libres malgré les traitements inhumains qui leur ont été infligés[2]. »

Ils sont jugés à Paris, le 20 mars 1942 et condamnés à mort. Lors du jugement, le juge Eckard a rendu hommage à leur patriotisme *« affirmant qu'il était honorable pour un Français de désobéir au gouvernement français. »* Ce même juge a précisé que l'Abwehr, service de renseignement allemand, avait payé 400 000 francs par résistant capturé, au dénonciateur[3].

Pendant 4 mois, ils ont été torturés. Paulin doit être plâtré au cou et au torse pour être attaché au poteau d'exécution. À l'abbé Stock qui l'accompagne dans ses derniers moments, il affirme qu'il meurt dans la semaine anniversaire de la mort de sa mère et à ceux qui voudraient le venger, il laisse ses derniers mots : *« Ne me vengez pas, je vous aime. »* Ils sont fusillés au mont Valérien[4].

En 1945, Paulin reçoit la Croix de guerre avec étoile de vermeil et est cité à l'ordre de l'armée par le général de Gaulle. En 1964,

---

[1] c/ Paulin Jérôme & Paulin Michel, « Le combattant de la liberté », in *http://www.georgespaulin-lesite.com*, 2006.

[2] c/ Paulin Jérôme & Paulin Michel, « Le combattant de la liberté », in *http://www.georgespaulin-lesite.com*, 2006.

[3] c/ Paulin Jérôme & Paulin Michel, « Le combattant de la liberté », in *http://www.georgespaulin-lesite.com*, 2006.

[4] c/ Paulin Jérôme & Paulin Michel, « Le combattant de la liberté », in *http://www.georgespaulin-lesite.com*, 2006.

l'administration déclare Georges Paulin « Mort pour la France ». En 1967, il reçoit le grade posthume de lieutenant de l'armée française et en 1969, il obtient la médaille de la Résistance[1].

En 2000, son nom et ceux de milliers d'autres sont gravés sur la cloche muette rendant hommage aux victimes du mont Valérien. En 2006, le maire Bertrand Delanoë a fait apposer une plaque à la mémoire de Georges Paulin au 3, place du 18 juin 1940. Y est écrit : *« Ici de novembre 1940 à novembre 1941 Georges Paulin anima le réseau de renseignements Phill et combattit la tyrannie et le fascisme. Fusillé au Mont-Valérien le 21 mars 1942. Qu'il vive dans notre mémoire*[2] *».* En 2006, une demande de Légion d'honneur est déposée par la famille Paulin qui reçoit une fin de non-recevoir par le ministère de la Défense[3].

En 1945, le dénonciateur s'enfuit en Suisse où il n'a jamais été inquiété. Durren-Berger est condamné à mort 15 novembre 1945, gracié le 18 novembre, amnistié, puis libéré en 1951.

---

[1] c/ Paulin Jérôme & Paulin Michel, « Le combattant de la liberté », in *http://www.georgespaulin-lesite.com*, 2006.

[2] http://fusilles-40-44.maitron.fr, « Paulin Georges », 2007-2020. Avec l'aimable autorisation des responsables du site, Mrs Claude Pennetier et Dominique Tantin.

[3] c/ Paulin Jérôme & Paulin Michel, « Le combattant de la liberté », in *http://www.georgespaulin-lesite.com*, 2006.

Pierre Morel

Pierre Morel est né le 13 avril 1923, à Saint-Aubin-du-Cormier, en Ille-et-Vilaine. Il fait ses études au lycée de Rennes jusqu'en 1939. Cette année-là, au mois d'octobre, il entre au lycée Blaise Pascal de Clermont-Ferrand. En 1941, dans cette ville, il a ses premiers contacts avec la Résistance et est recruté par un camarade de lycée qui démarche pour deux professeurs, Jean-Michel Flandin et Saintenac, dans un début d'organisation rattachée à Combat. Le 1er novembre 1941, il est nommé, par le décret 366, agent P2. Compromis, il revient à Rennes. En juin 1942, il s'inscrit en Faculté des sciences pour y étudier la médecine. En novembre, il prend contact avec Joël Le Tac, officier parachuté en octobre-novembre 1941, qui est le chef du réseau Overcloud avec lequel il travaille jusqu'en février 1942. Leur mission est de récupérer les armes abandonnées pendant la débâcle, à l'armistice, de former des groupes d'actions et d'assurer la propagande gaulliste par la diffusion d'un journal clandestin, *la Bretagne enchaînée*. Une série d'arrestations jettent le désarroi dans ce réseau qui se retrouve sans contact avec Londres. Les survivants se regroupent et se réorganisent afin de poursuivre leur mission initiale[1].

En janvier 1942, il est recruté par Bernard Dubois, un ami étudiant en droit de Rennes. Il intègre un groupe, le réseau Périclès, dirigé par Robert Tiercery, qui est rattaché au réseau Overcloud. Son objectif est de collecter des renseignements militaires. Ce groupe est en relation avec Mme Prod'homme qui réside à Rennes et qui lui assure une autonomie financière[2]. Il est resté indépendant jusqu'à l'été 1943.

En juin 1943, un homme dénommé François Vallée, avec pour nom de code Oscar, capitaine de la section française du Special

---

[1] Morel Pierre, communication personnelle, Paris, 2011.
[2] Morel Pierre, communication personnelle, Paris, 2011.

Operations Executive, venu d'Angleterre a en charge de coordonner la Résistance en Bretagne. En août, il récupère la direction du réseau Périclès. Les Français poursuivent leur collecte d'informations, mais forment aussi des groupes paramilitaires et organisent des terrains de parachutages dans toute la Bretagne[1].

À partir de novembre 1943, sous le pseudonyme de Pierre Morvan, à la demande de François Vallée, Pierre prend la responsabilité de la plus grande partie de l'Ille-et-Vilaine et des Côtes-du-Nord. Il réside alors à Saint-Servan.

Pierre Morel est recherché par la Gestapo, à partir du 27 novembre 1943. Sa proche famille est incarcérée. C'est le 30 qu'il l'apprend en se rendant chez Mme Prod'homme et en constatant les scellés qui ont été apposés sur la porte de sa maison. Traqué, les caches, très rudimentaires parfois, succèdent aux caches. Il reçoit l'ordre de gagner l'Angleterre. Une première tentative est faite dans la nuit du 23 au 24 décembre 1943, qui avorte, la barque devant les emmener se retrouvant sous le feu des Allemands. Elle est renouvelée le 15 janvier 1944. Le 13, son organisation a été découverte. Lui-même échappe de justesse à la Gestapo et doit rejoindre Paris pour entrer en contact avec un réseau d'évasion pour l'Espagne, le réseau Pernod. Le 2 février, accompagné de quatre aviateurs américains, Pierre Morel quitte Paris. Ils gagnent Tarbes après de nombreuses pérégrinations. Là, il tente de passer la frontière une première fois, dans la nuit du 4 mars 1944. C'est un échec. L'incompétence du guide les a amenés directement sur un barrage allemand. Leur groupe est alors composé de 17 personnes. Il revient à Tarbes, après deux jours de marche dans la neige, avec des pieds qui présentent des engelures. Aussitôt, le jeune homme cherche à modifier ses papiers et à obtenir une carte d'alimentation domiciliée sur Tarbes. De retour à Paris, Morel doit retourner en Bretagne pour y établir un contact afin de recueillir les aviateurs et les évadés. Il met au point un centre de réception à Lannion, pour organiser le transport et les fermes où les cacher. Le matin du samedi de Pâques, il regagne la capitale et échappe une nouvelle fois à la Gestapo qui est sur ses traces. Il part de nouveau

[1] Morel Pierre, communication personnelle, Paris, 2011.

pour Tarbes où il reçoit la mission d'aller sauver à Gap, deux sœurs travaillant pour la Résistance, les sœurs Benoît. Il y parvient in extremis et les ramène à Paris. La nuit suivant leur départ, la Gestapo s'est rendue à leur maison pour les arrêter. Abrité chez un ami, il part le 6 mai et rejoint Tarbes encore une fois, le 9. Le 14, il est à Toulouse[1].

Après une multitude de vicissitudes, les pieds nus depuis 24 heures, il traverse les Pyrénées grâce à un guide espagnol, le 23 mai 1944. Après un court séjour en Andorre, il arrive en Espagne, le 24 mai 1944. Il est aussitôt arrêté, lui et ses amis, par les carabineros. Ils résident en liberté surveillée pendant une semaine à Seo-de-Urgel. En juin 1944, ils sont emprisonnés à Lérida pendant une semaine, puis trois jours à Saragosse. Du 15 au 30 juin 1944, ils sont enfermés dans un camp de concentration à Miranda de Elio. Le 1er juillet 1944, ils sont libérés. Après avoir fait un rapport aux autorités britanniques sous l'injonction de leur chef qui connaissait Morel de sa première tentative pour quitter le sol français, les captifs sont incorporés au groupe anglais. C'est ce qui a facilité leur libération. Du 1er au 7 juillet 1944, Pierre Morel et ses compagnons séjournent à Madrid et arrivent à Gibraltar, le 8 juillet. Là, ils partent pour l'Angleterre, en avion, le 10. Le 11, ils foulent sains et saufs, le sol du Royaume-Uni[2].

À partir du 17 novembre et jusqu'au 11 décembre 1944, au départ de Paris, il est en mission au 1er bataillon de chasseurs à pied en tant que chef de section. Son théâtre d'opérations est la campagne d'Alsace. Par l'ordre de mission 2 365, à partir du 5 février 1945 jusqu'au 6 avril 1945, il évolue en tant que chef de section dans le sous-secteur de Plesse avec la 2e compagnie du 6e bataillon. Puis, il est muté au 32e régiment d'infanterie. Il termine la guerre au grade de capitaine des Forces françaises combattantes.

Le jeune homme est démobilisé le 7 août 1945. Il reprend alors ses études dentaires. En 1948, il obtient son diplôme de chirurgien-dentiste auprès de la Faculté de médecine de Paris. En 1972, il soutient une thèse de docteur en chirurgie dentaire. Membre titulaire de l'Académie nationale de chirurgie dentaire, il a été

[1] Morel Pierre, communication personnelle, Paris, 2011.
[2] Morel Pierre, communication personnelle, Paris, 2011.

chirurgien-dentiste conseil à la CPAM, chef de service et chargé de mission sur le plan national, jusqu'en 1987. Il enseigne la législation sociale dans les Facultés de chirurgie dentaire de Paris V et VII. À côté de cela, il occupe la fonction d'assesseur titulaire à la section d'assurances sociales du Conseil national de l'ordre des chirurgiens-dentistes jusqu'à la fin de sa carrière, en 1987, année où il prend sa retraite, le 1er juillet[1].

Il est l'officier liquidateur du réseau Oscar Parson[2] - Buckmaster qui a été homologué par un arrêté du 9 juin 1947, paru au Journal officiel du 19 juin 1947. Ce réseau a contrôlé en novembre 1943, l'Ille-et-Vilaine, la majeure partie de la Loire inférieure, la majeure partie des Côtes-du-Nord et dispose d'une antenne vers le Morbihan et la Mayenne. Entre juillet et novembre 1943, il a réceptionné 22 parachutages.

Le 6 décembre 2005, il prend la présidence de la Fédération nationale Libre Résistance, association regroupant les anciens de la section française du SOE. Il assume sa charge jusqu'en 2009. Sans être exhaustif, tour à tour président du Comité d'action de la Résistance depuis 2004, vice-président de la Fondation de la Résistance depuis 2005, président de l'Association nationale des chirurgiens-dentistes anciens combattants et victimes de guerre, son action commémorative est incessante[3].

Ses distinctions honorifiques sont multiples : chevalier (1946), officier (1962), puis commandeur de la Légion d'honneur en 1984 ; Croix de guerre 1939-1945 avec étoile d'argent (1945) ; Croix de guerre 1939-1945 avec palme (1946) ; médaille de la Résistance (1947) ; médaille des évadés (1949) ; Croix du combattant volontaire de la Résistance (1953) ; Croix du combattant (1954) ; Croix du combattant volontaire 39 (1957) ; Titre de Reconnaissance de la Nation (1995). Du Royaume-Uni, il

---

1 Morel Pierre, communication personnelle, Paris, 2011.

2 Oscar : nom de code de François Vallée ; Parson : nom de code du réseau considéré.

3 Morel Pierre, communication personnelle, Paris, 2011.

a reçu la King's Medal for Courage in the cause of Freedom et des États-Unis, la Medal of Freedom[1]. Il décède en 2020.

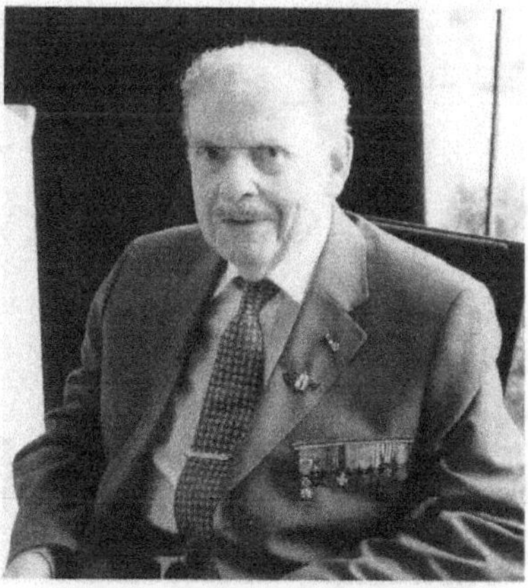

Pierre Morel[2].

[1] http://fr.wikipedia.org, *Pierre Morel (résistant)*, 2010, pp. 1-4.
[2] Morel Pierre, communication personnelle, Paris, 2011.

Maurice Prochasson

Maurice Prochasson[1] est né le 21 juillet 1901, à Paris. Il fait ses études dentaires dans l'entre-deux-guerres[2].

À l'appel du général de Gaulle, il répond présent et rejoint les Forces françaises libres en Angleterre, en 1941. Au cours de son voyage, transitant par l'Espagne, puis le Maroc, il fait parvenir à l'Intelligence Service des documents d'un intérêt capital pour les Alliés. Lorsqu'il rencontre l'auteur de l'appel du 18 juin à Londres, il lui remet aussi des documents essentiels[3].

Dans la capitale anglaise, Maurice apprend la mort de son fils. Il demande aussitôt une affectation dans une unité combattante. Il l'obtient rapidement en tant que dentiste et aide d'équipe chirurgicale dans la 1re division française libre. En mars 1942, il rejoint son unité stationnée au Liban. À peine arrivé, il déploie tout son courage dans la campagne de Libye, et notamment à Bir-Hakeim où son courage et son dévouement font l'objet d'une citation[4].

Maurice Prochasson est présent à El-Alamein et se bat avec la plus grande énergie pendant toute la campagne de Tunisie[5].

---

1 Notice biographique du Musée de l'Ordre de la Libération reproduite avec l'aimable autorisation de son conservateur, M. Vladimir Trouplin.

2 Benmansour Alain, communication personnelle, Paris, 2010.

3 http://www.ordredelaliberation.fr, *Maurice Prochasson*, Paris, 2002 ; Trouplin Vladimir, *Dictionnaire des compagnons de la Libération*, Elytis (éd.), Bordeaux, 2010.

4 http://www.ordredelaliberation.fr, *Maurice Prochasson*, Paris, 2002 ; Trouplin Vladimir, *Dictionnaire des compagnons de la Libération*, Elytis (éd.), Bordeaux, 2010.

5 http://www.ordredelaliberation.fr, *Maurice Prochasson*, Paris, 2002 ; Trouplin Vladimir, *Dictionnaire des compagnons de la Libération*, Elytis (éd.), Bordeaux, 2010.

Du 9 mai au 14 mai 1944, à San Clemente en Italie, pendant l'attaque de la ligne Gustav, il prend le commandement d'une pièce d'artillerie et se distingue par la précision de ses tirs, et son ardeur au combat, malgré les assauts adverses. Après récriminations et sur les ordres du général Diégo Brosset, Prochasson reprend sa fonction initiale. Son courage et son abnégation sont là encore salués, puisqu'à Pontecorvo, il opère à 1 000 mètres d'altitude sous le feu ennemi qui l'assaille de toutes parts[1].

Le 16 août 1944, il débarque avec la 1re division française libre, en Provence, à Cavalaire. Il participe à toute la campagne de France. Il est présent lors de la libération de Toulon, de Lyon, des affrontements dans les Vosges et en Alsace. Il termine la guerre en mai 1945, sur le front des Alpes. Pendant les 3 années qu'a duré son service, aucun des hommes de sa division n'a jamais été évacué pour une quelconque affection dentaire[2].

C'est donc fort logiquement par décret qu'il a été fait Compagnon de la Libération, le 7 août 1945. Il a aussi été fait officier de la Légion d'honneur. Il a reçu la Croix de guerre 39/45 avec 3 citations, la médaille de la Résistance, la médaille coloniale avec les agrafes « Bir-Hakeim », « Libye », la Croix de guerre des Théâtres d'opérations extérieurs avec 2 citations. Il termine la guerre au grade de commandant dans l'armée française.

Maurice Prochasson est décédé à Paris, le 7 août 1964, des suites d'une longue maladie. Il a été enterré à Chalo Saint-Mars en Seine-et-Oise[3].

---

[1] http://www.ordredelaliberation.fr, *Maurice Prochasson*, Paris, 2002 ; Trouplin Vladimir, *Dictionnaire des compagnons de la Libération*, Elytis (éd.), Bordeaux, 2010.

[2] http://www.ordredelaliberation.fr, *Maurice Prochasson*, Paris, 2002 ; Trouplin Vladimir, *Dictionnaire des compagnons de la Libération*, Elytis (éd.), Bordeaux, 2010.

[3] http://www.ordredelaliberation.fr, *Maurice Prochasson*, Paris, 2002 ; Trouplin Vladimir, *Dictionnaire des compagnons de la Libération*, Elytis (éd.), Bordeaux, 2010.

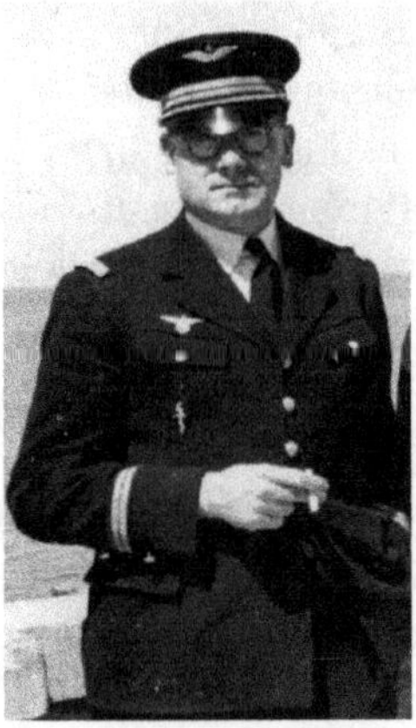

Maurice Prochasson[1].

[1] Musée de l'Ordre de la Libération, communication personnelle, Paris, 2011.

Jack Quillet

Jack Quillet est né à Meaux, en 1914. Devenu dentiste en 1937, après avoir été formé à l'École de chirurgie dentaire et de stomatologie du Dr Lebedinsky, située boulevard Voltaire à Paris, mobilisé le 2 septembre 1939, il occupe le poste de chef d'équipe brancardier dans le régiment d'infanterie des Ardennes en 1940. Alors que le cessez-le-feu vient d'être décrété, il est capturé par les Allemands. Il parvient à s'évader et gagne le Dauphiné. Là, il crée le maquis de Grésivaudan[1]. Traqué par la Gestapo, il s'échappe juste à temps par la fenêtre de son salon, le 5 mai 1943. Les services secrets britanniques qui cherchent à le récupérer essaient de lui faire quitter la France par avion depuis Compiègne. C'est un échec. Le jeune homme fuit en Espagne où il est arrêté. Justifiant de ses compétences médicales, après des trésors de diplomatie, il est libéré. Par l'entremise d'une filière d'évasion mise en place par les Anglais à Barcelone, il prend l'avion à Lisbonne pour le Royaume-Uni. Arrivé à Londres, il refuse d'incorporer les services secrets de Sa Majesté. Il ne souhaite pas non plus faire campagne dans le service de santé. Aussi, décide-t-il de ne pas mentionner sa profession. Il se déclare photographe et se réclame du grade d'adjudant auprès du colonel responsable de son recrutement aux Forces aériennes de la France libre. En janvier 1944, ayant intégré le 4e bataillon de SAS français commandé par le commandant Bourgoin, le célèbre manchot promu lieutenant-colonel en juin 1944, placé sous la responsabilité du brigadier MacLeod, il part suivre une formation dans le camp d'Auchinleck, situé près de Cumnock, dans l'Ayrshire. Le séjour est placé sous le signe de l'intensité. Il apprend à se servir d'une arme, à manipuler les

[1] Quillet Jack, communication personnelle, Villeneuve-les-Avignon, 2011 ; Quillet Jack, *Du maquis aux parachutistes SAS*, Atlante (éd.), Saint-Cloud, 2008.

explosifs et à les utiliser, à couper des rails de chemin de fer ou des lignes téléphoniques, etc. En avril, ils sont prêts. Le 11 mai, ses camarades et lui-même reçoivent le drapeau français de la main des Français vivant sur le sol anglais[1]. Aussitôt après la cérémonie, ils retournent poursuivre leur stage. Quillet est alors adjudant. Dans la nuit du 5 au 6 juin 1944, il est parachuté avec le 4e SAS, sur Saint-Marcel en Bretagne où il a pour mission d'aider, d'armer et d'organiser les réseaux de résistance, de saborder les lignes de communication ennemies, de harceler enfin les troupes allemandes pour qu'elles ne montent pas rejoindre le front de Normandie. En quelques jours, ce ne sont pas moins de 3 à 4 000 maquisards qui sont formés. Le 18 juin, surpris par une patrouille adverse, la bataille de Saint-Marcel commence. Jack est en première ligne. Les affrontements durent tout le jour. À minuit, la retraite est ordonnée. Le 10 août 1944, Jack Quillet est blessé à Rochefort-en-Terre. Du 24 décembre au 25 janvier 1945, il combat dans les Ardennes belges. Il est blessé une seconde fois au cours de cette campagne[2].

Le 4e SAS y a été envoyé à bord de leurs jeeps avec pour objectif d'effectuer des patrouilles et de recueillir des informations sur leurs ennemis au cours de missions de reconnaissance. Il sert alors dans le Troup B, Platoon 2, Jeep 3. Lors de l'opération Franklin, à Poix, parti en reconnaissance avec un camarade, Quillet et lui tombent nez à nez avec un fort contingent armé s'élevant à une centaine de soldats. Ils font retraite très vite et les deux hommes ne sont pas rattrapés. Quelque temps après, au cours d'une conversation, il admet auprès de son supérieur qu'il est dentiste. Ce dernier lui ordonne alors de se rendre à Paris y quérir du matériel dentaire afin d'apporter du réconfort à ses amis. Dans la capitale, il doit faire preuve d'une grande diplomatie pour atteindre le but qui lui a été fixé. De retour dans son unité, il doit

---

[1] Quillet Jack, communication personnelle, Villeneuve-les-Avignon, 2011 ; Quillet Jack, *Du maquis aux parachutistes SAS*, Atlante (éd.), Saint-Cloud, 2008.

[2] Quillet Jack, communication personnelle, Villeneuve-les-Avignon, 2011 ; Quillet Jack, *Du maquis aux parachutistes SAS*, Atlante (éd.), Saint-Cloud, 2008.

aussi convaincre ses hommes qu'il est bien dentiste. Pourtant, une fois soulagés, nombreux sont ceux qui ont pu lui dire merci.

Le 25 janvier 1945, son bataillon est relevé et regagne la Champagne. Du 4 au 20 avril 1945, il est parachuté en Hollande, à Amherst, afin de précéder l'avancée des troupes canadiennes vers Groningen. À son atterrissage, il tombe dans un ruisseau dont personne ne se souvient du nom. Les troupes SAS françaises doivent sécuriser certains ponts et en détruire d'autres. Jack Quillet est alors sous-lieutenant[1].

Après la guerre, devenu lieutenant, le dentiste s'engage comme volontaire pour la guerre d'Indochine. En tant que tel, il ne peut commander des hommes sur le terrain. Aussi, s'engage-t-il dans sa spécialité au CLAEO. Pour ses faits d'armes, il reçoit la Croix de guerre avec cinq citations : à l'ordre de l'armée, du régiment (22 juin 1940) ou de la division (2 mai 1945 ; 18 juin 1945 ; 2 juillet 1947). En 1953, il est toujours lieutenant dans la réserve. Il a aussi reçu la médaille du combattant volontaire. Lorsque le doctorat devient obligatoire, notre homme fait le nécessaire pour ne pas être en reste.

Il se rend en Guinée pour y effectuer une mission humanitaire. Sékou Touré[2] en est alors le dictateur.

Une fois son service achevé, Quillet est parti en Nouvelle-Calédonie, s'installer. Il n'y a alors aucun dentiste à cette époque dans les villages et villes de l'intérieur. Très vite, notre homme prospère. Ainsi, en plus de son cabinet à Nouméa, il développe 4 autres cabinets qu'il rejoint régulièrement en avion[3].

En parallèle, ses activités sont multiples : président de l'aéro-club, du paraclub, du club de chasse sous-marine et du club de plongée de son île. Pour les services rendus, il a d'ailleurs été attribué une médaille de l'aéronautique.

---

[1] Quillet Jack, communication personnelle, Villeneuve-les-Avignon, 2011 ; Quillet Jack, *Du maquis aux parachutistes SAS*, Atlante (éd.), Saint-Cloud, 2008.

[2] Mandat présidentiel de 1958 à 1984.

[3] Quillet Jack, communication personnelle, Villeneuve-les-Avignon, 2011 ; Quillet Jack, *Du maquis aux parachutistes SAS*, Atlante (éd.), Saint-Cloud, 2008.

Alors, président de l'Association des Français libres, il reçoit le général de Gaulle à qui il voue une véritable fidélité, en 1956 et en 1966. À son retour en métropole, il a conservé des contacts réguliers avec le général.

Sur le sol français, il est convaincu d'implanter dans le Val-d'Oise, puis dans le Vaucluse, une antenne de l'Union française de la santé bucco-dentaire. Il a d'ailleurs reçu de cette prestigieuse institution, sa médaille d'argent. Depuis, il a aussi été élevé au rang de commandeur de la Légion d'honneur à l'âge de 91 ans et de commandeur dans l'ordre national du mérite. Aujourd'hui, Jack Quillet vit toujours en Provence et participe encore à de nombreuses journées commémoratives[1].

Jack Quillet m'a dit au cours d'un échange de mails en date du 12 janvier 2011 : *« Héroïsme est un bien grand mot pour qualifier des hommes écœurés par le laxisme et, parfois, la lâcheté de certains compatriotes qui ont pu accepter les marches triomphales des Teutons sur les Champs-Élysées, les arrestations de patriotes et autres. Mes parents m'ont inculqué leur patriotisme dès mon plus jeune âge, me faisant mettre le drapeau français à la fenêtre, à chaque 11 novembre 1918. En fait, chacun d'entre nous a juste fait ce qu'il a pu face à l'oppression. »* Il décède en 2013.

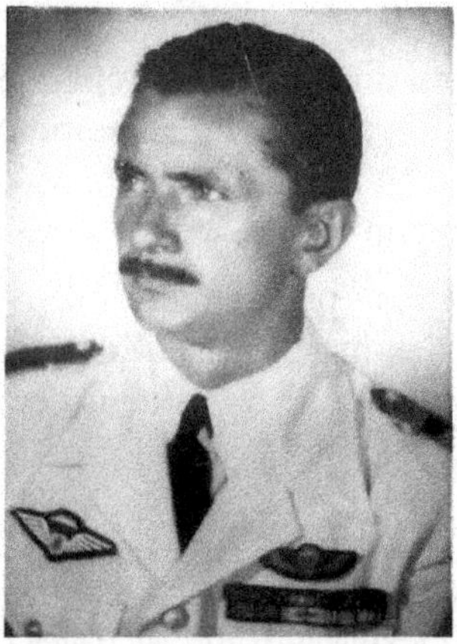

Jack Quillet[2]

[1] Quillet Jack, communication personnelle, Villeneuve-les-Avignon, 2011 ; Quillet Jack, *Du maquis aux parachutistes SAS*, Atlante (éd.), Saint-Cloud, 2008.

[2] Quillet Jack, communication personnelle, Villeneuve-les-Avignon, 2011.

Paul Le Caër

Paul Le Caër naît à Bayeux, le 12 décembre 1923. De famille modeste, il est élève au collège de sa ville natale. Par la suite, il poursuit sa scolarité au lycée de Malherbe à Caen[1].

Dans cette ville, il noue des relations étroites avec la Résistance. Il finit par y entrer à l'âge de 19 ans. Il confectionne des tracts gaullistes. À la fin 1941, il devient agent du mouvement Libération Nord. L'année suivante, il est reconnu agent P1 du réseau Cohors-Asturies. Il est dans le même réseau que Pierre Audigé. C'est muni d'un appareil photo du dernier cri pour l'époque qu'il témoigne. La Gestapo de Caen vient l'arrêter à son collège, en plein cours d'anglais. Captif, il est torturé et subit un interrogatoire particulièrement sévère. Le 15 février 1943, Paul Le Caër embarque à bord d'un train pour la prison centrale de Caen. Ensuite, il transite par le camp de Compiègne[2]. Puis, il est déporté à Mauthausen, en Autriche, le 18 avril 1943. Il survit péniblement aux coups, à la malnutrition avant de rejoindre le kommando de Wiener Neustadt, en juillet 1943. Là, il participe à l'élaboration des V2.

Arrivé à Redl-Zipf, le 26 octobre 1943, kommando de Mauthausen où sont fabriqués les gaz de propulsion des V2, Paul Le Caër travaille comme manœuvre sur le chantier de création. Après neuf mois de vie concentrationnaire, Paul est devenu un zombie. Il fait un œdème de carence des membres inférieurs, qui le conduit à entrer à l'infirmerie où il reste dans le coma pendant deux jours et deux nuits. Grâce à l'intervention d'un détenu polonais, il devient « vide-pots », infirmier et enfin, seul

---

[1] Le Caër Paul, communication personnelle, Tourgeville-Deauville, 2011 ; Le Caër Paul, *Mauthausen, crimes impunis*, Orep (éd.), Cully, 2007.

[2] Le Caër Paul, communication personnelle, Tourgeville-Deauville, 2011 ; Le Caër Paul, *Mauthausen, crimes impunis*, Orep (éd.), Cully, 2007.

responsable médical du revier du kommando où il dissèque des phlegmons. Il se dévoue sans compter, panse, rassure, console, alimente, nettoie, bref se rend indispensable. Très vite, il s'initie à la petite chirurgie et travaille près de 14 heures par jour[1].

Il y réalise des interventions de plus en plus complexes sous la houlette du SS sanitaire Wohlrab, paysan, responsable de l'infirmerie. Il est souvent appelé à donner des soins ambulatoires aux SS. Il se souvient aussi avoir été cherché la tenaille du cordonnier pour faire des extractions dentaires, sans anesthésie, dans les conditions les plus rudimentaires. Le camarade détenu était assis sur une chaise. Cette tenaille a servi aussi pour des amputations de doigts. Il n'y avait bien sûr pas la moindre asepsie. Le Caër se rappelle : *« Un certain matin, le SS sanitaire germano-roumain me demande de récupérer et de lui remettre les dents en or trouvées dans la bouche des cadavres et cela, le plus tôt possible. Le nombre était assez faible. Une semaine plus tard, le SS me réclame cet or que je lui ai déjà donné. Si j'ai été très désagréablement surpris, lui était en colère. La situation s'est révélée extrêmement délicate. Le lendemain, le commandant du camp est venu en personne faire son enquête à l'infirmerie. Le SS sanitaire a affirmé n'avoir jamais reçu l'or malgré ses demandes réitérées. Regardant fixement l'officier, j'ai déclaré : « Suivant les ordres, j'ai remis l'or au SS-sanitaire. » Qui fallait-il croire ? Le commandant a fait confiance à un détenu qu'il connaissait mieux que son subordonné lequel a disparu du camp peu après. »*

Quelque temps auparavant, Paul Le Caër avait soigné le commandant pris d'une forte fièvre, qu'il a fait tomber en une nuit. Le commandant a su s'en souvenir[2].

Il ne le sait pas encore, mais le 5 février 1945, il est promu agent P2, assimilé au grade de sous-lieutenant pour la durée de la mission.

Le 3 mai 1945, le camp où se trouve le jeune homme est évacué. Paul Le Caër décide de s'évader, mais il choisit de le faire en

---

[1] Le Caër Paul, communication personnelle, Tourgeville-Deauville, 2011 ; Le Caër Paul, *Mauthausen, crimes impunis*, Orep (éd.), Cully, 2007.

[2] Le Caër Paul, communication personnelle, Tourgeville-Deauville, 2011 ; Le Caër Paul, *Mauthausen, crimes impunis*, Orep (éd.), Cully, 2007.

emmenant avec lui les cahiers de l'infirmerie du camp,- documents confidentiels destinés à la destruction lors de l'évacuation, c'est dire le risque que le Breton a pris en s'en emparant -, d'autres textes et aussi la dague SS du commandant du camp. Notre homme a continué toute sa vie à traquer les criminels SS, grâce à ses archives qui ont d'ailleurs été enregistrées aux archives nationales françaises. Son implication dans de nombreuses manifestations commémoratives est sans conteste possible. Il convient de citer notamment le Concours national de la Résistance et de la Déportation[1].

De retour en France, dans un état calamiteux, après avoir réussi un baccalauréat série B de philosophie obtenu auprès de la Faculté des lettres de l'université de Caen, le 25 septembre 1945, il entre à l'école de médecine de Paris. En 1947, Paul crée un cabinet dentaire au dispensaire des déportés de la rue Leroux. Le 16 juillet 1948, il est chirurgien-dentiste diplômé. Le 15 novembre 1973, il soutient une thèse de doctorat en chirurgie dentaire à l'université de Paris VII. C'est en cabinet qu'il exerce jusqu'à la fin de sa carrière en 1986.

Il conçoit son exercice comme un service rendu à la nation. Aussi, s'engage-t-il dans la réserve, avec le grade de dentiste auxiliaire de réserve en 1952. En 1960, il est nommé au rang de chirurgien-dentiste de 2e classe.

Depuis, il écrit, témoigne et publie de nombreux ouvrages sur son expérience de déportation afin que le devoir de mémoire soit perpétué. À ce jour, il est auteur de 6 livres commémoratifs.

Paul Le Caër a été fait chevalier de la Légion d'honneur en 1964, puis officier en 1974 et commandeur en 2005. Il a reçu la Croix de guerre avec palme de bronze en 1964, la Croix de combattant volontaire de la Résistance et la Croix de combattant volontaire 1939-1945 en 1978.

Il est membre du Comité international de Mauthausen, délégué des médaillés de la Résistance nationale pour la Basse-Normandie et vice-président de l'Amicale nationale de Mauthausen.

---

[1] Le Caër Paul, communication personnelle, Tourgeville-Deauville, 2011 ; Le Caër Paul, *Mauthausen, crimes impunis*, Orep (éd.), Cully, 2007.

En 2003, le ministre de l'Intérieur autrichien lui a décerné à Vienne, la grande médaille d'honneur autrichienne, pour services rendus à l'Autriche. En 2010, un prix y porte son nom et est remis à de jeunes historiens méritants[1].

À côté de cela, il a piloté en rallye pendant près de 15 années. Puis, il a dirigé de grandes courses internationales dont les 24 heures du Mans pendant 10 années. Il en est d'ailleurs devenu membre d'honneur au titre d'ancien directeur de course adjoint[2]. Il meurt en 2016.

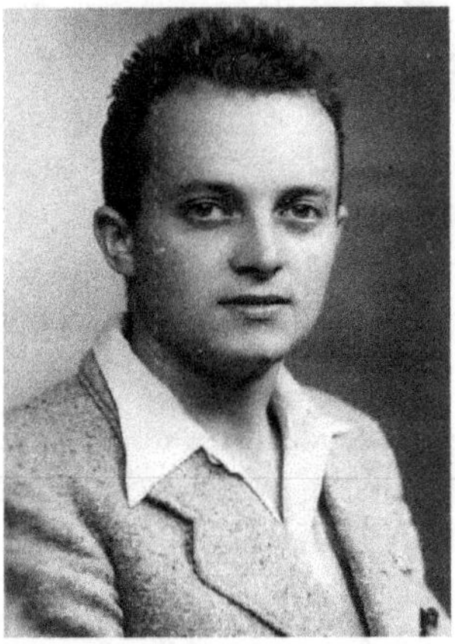

Paul Le Caër[3]

Première photo prise deux mois après son retour de déportation.

---

[1] Le Caër Paul, communication personnelle, Tourgeville-Deauville, 2011 ; Le Caër Paul, *Mauthausen, crimes impunis*, Orep (éd.), Cully, 2007.
[2] Le Caër Paul, communication personnelle, Tourgeville-Deauville, 2011 ; Le Caër Paul, *Mauthausen, crimes impunis*, Orep (éd.), Cully, 2007.
[3] Le Caër Paul, communication personnelle, Tourgeville-Deauville, 2011.

René Maheu

René Maheu naît en 1899. Il est appelé dans le génie, spécialisé dans la transmission en 1918. Il a fait ses études dentaires à Garancière et sa femme également. Il est adjudant dans le service de santé des armées[1].

René Maheu obtient son D.D.S. (Doctor of Dental Surgery) en 1930, à Philadelphie, aux USA. Avant la guerre, il fait de nombreuses recherches sur l'usage du fluor, ce qui en fait un des précurseurs[2].

De par ce diplôme, il est automatiquement fiché par les Américains. De retour en France, lorsque la guerre éclate, il s'engage dans l'armée française. À la mobilisation, en 1940, il entre dans la réserve, dans le train, où il a le rang de capitaine. Il s'occupe de la Régulatrice routière 6 (RR6). Il est démobilisé en juillet 1940 et rentre à Tours où il reprend son exercice. Très vite, il est excédé de voir les Allemands en conquérants dans son pays. Il vend son cabinet et revient chez ses parents à Rennes. Il part s'installer en Ille-et-Vilaine, à La Guerche-de-Bretagne. En juillet 1943, un lieutenant de l'armée américaine le contacte et lui demande de diriger un réseau de résistance. Il accepte. Il vient d'entrer dans un groupe affilié au réseau Sacristan, lui-même appartenant au réseau Buckmaster. Il a pour mission de rechercher des terrains de parachutages auxquels il participe, d'entreposer et de cacher ce qui y est envoyé, de rechercher des maisons isolées pour abriter des soldats parachutés le jour J, de recruter des jeunes susceptibles de combattre, de constituer des stocks de vivres pour ces soldats et de recueillir des renseignements sur l'emplacement,

[1] Maheu Alain, manuscrit inédit de son père, le Dr René Maheu, communication personnelle, Saint Malo, 1999, 2003 (photos) et 2010.
[2] Pauchard Jean-Michel, communication personnelle, Chartres, 2011.

et l'importance des effectifs ennemis. Une perquisition des agents de la Gestapo est faite à son cabinet dentaire de La Guerche. Celle-ci ne donne rien. Les informations qu'ils cherchent sont dissimulées dans les produits dentaires de son cabinet[1].

Pourtant, le 27 décembre 1943, il est arrêté par la Gestapo de Rennes et renvoyé devant celle d'Angers. C'est son radio qui l'a dénoncé sous la torture. Subissant les sévices de cette police, il ne parle pas. Il est déporté du 27 janvier 1944 au 1er mai 1945.

Le docteur René Maheu arrive en janvier 1944, à Buchenwald. Il se retrouve vite à Dora où il subit la souffrance du travail forcé[2].

« Vers la fin de notre séjour dit de quarantaine qui a duré 6 semaines environ, vers le 10 mars, l'administration du camp fait passer dans les blocks, une note demandant des dentistes. » Le docteur René Maheu, dentiste, se présente alors, espérant là, exercer sa profession et se soustraire aux exténuants travaux forcés, aux persécutions des sous-ordres, aux promiscuités déprimantes, et à la mort lente, et affreuse par sous-alimentation.

« Je suis alors convié à passer un examen et me présente au service dentaire du camp. C'est une grande salle très bien éclairée ; le parquet est si proprement tenu que nous avons été obligés de quitter nos sabots et de marcher sur les oripeaux qui nous servent de chaussettes. Je dis nous, car avec moi, sont deux autres candidats qui doivent s'essayer pour la première fois de leur vie, aux pratiques de la dentisterie, mais étant Polonais et Russe, tout leur est bon pour tenter leur chance à une vie meilleure. Une grande armoire aseptique contenant de nombreux instruments chromés en parfait état, un lavabo à eau courante qui ne se mésallie pas avec trois fauteuils et trois units équipement Ritter, et, dans un angle, un appareil de radiographie se complétant avec de gros appareils d'ionophorèse, constituent l'installation de ce somptueux cabinet dentaire. Deux personnages importants président aux destinées de notre examen : un jeune,

---

[1] Maheu Alain, manuscrit inédit de son père, le Dr René Maheu, communication personnelle, Saint Malo, 1999, 2003 (photos) et 2010.

[2] Maheu Alain, manuscrit inédit de son père, le Dr René Maheu, communication personnelle, Saint Malo, 1999, 2003 (photos) et 2010.

mais magnifique capitaine-dentiste SS et un détenu allemand qui, du fait de son emploi, appartient à l'aristocratie du camp[1].

Après un lavage chirurgical de mes mains, je prends possession de mon fauteuil et examine la bouche de mon client, évidemment un codétenu. Il veut se faire extraire une deuxième prémolaire inférieure qui présente un petit orifice fistulien sur la face vestibulaire de ses gencives, par ailleurs parfaitement saines. Tout à coup, mon examinateur-forçat se précipite vers moi, en tenant une seringue de Luer de 2 cc remplie d'un liquide qui est un anesthésique, en vociférant : « Manipuler, manipuler ! », que, dans mon incompréhension des langues du camp, j'assimile au « Manipulare » latin. Hélas, trois fois hélas, c'est un autre mot latin « Mandibulae ! »

Mon examinateur veut que je fasse une tronculaire, ce qui est, d'ailleurs, parfaitement logique. Je fais donc ma tronculaire et mon extraction se déroule sans incident. De plus, je prends la place des deux autres candidats qui ne savent même pas choisir l'instrument approprié. Pendant ce temps, le capitaine-dentiste SS prodigue ses soins avec ses appareils électriques, à deux détenues.

Mes compétences professionnelles sont enfin reconnues, mais, ignorant la langue de Goebbels, ma candidature n'est pas retenue, pour cette raison. Le poste, en effet, est de choix ; il n'est rien moins que d'être le dentiste de nos gardiens SS. Je regagne donc mon block, pour m'apprêter à partir avec mes camarades, en transport.

Deux jours après, je suis au camp de Dora. Puis, en juillet, à Ellrich.

Ce n'est qu'au début de juillet que j'ai été appelé grâce à un camarade français, au revier, pour y faire un stage probatoire à la station dentaire. Stage couronné de succès, car, le 6 juillet, après avoir reçu un costume neuf de bagnard, rasé de frais, j'ai été dirigé sur un nouveau camp : Ellrich, pour y installer la zahnstation, ou station dentaire.

---

[1] Maheu Alain, manuscrit inédit de son père, le Dr René Maheu, communication personnelle, Saint Malo, 1999, 2003 (photos) et 2010.

Je suis parti donc, ce matin-là, dans un camion, avec des caisses d'instruments et un tour à pied, vers mon nouveau destin... Après un court trajet, je suis arrivé à Ellrich, où j'ai dû passer huit longs mois[1].

Le plus grand des bâtiments, puisqu'il avait deux étages au-dessus du rez-de-chaussée, venait d'être aménagé pour y loger les détenus. C'est dans ce bâtiment, au deuxième étage auquel on accède par une sorte d'escalier-échelle extérieur en bois, que deux pièces, dont l'une sert de passage au block attenant, m'ont été dévolues pour mon installation de dentiste. Le couloir bientôt meublé de 10 tabourets est une salle d'attente acceptable, éclairée par une petite fenêtre.

Le cabinet de consultation de 4 mètres sur 4 possède un fauteuil portatif, modèle de l'armée allemande, un crachoir-colonne, une tablette opaline sur bras extensible, un tour à pied, une grande table sur laquelle se trouvent à portée de ma main des boîtes à instruments dans lesquelles sont rangés mes dossiers, mes seringues, mes petits instruments : miroirs, sondes, excavateurs, ma pharmacie et même une imposante série d'instruments pour chirurgie maxillo-faciale. Rien ne manque : tous mes instruments chromés ou simplement nickelés sont neufs.

J'ai des ciments de Frey, Harward, Caulk, des ampoules anesthésiques en quantité suffisante. Seul l'amalgame est réservé au peuple des seigneurs, à nos gardiens SS. Dans le fond de la pièce, une autre grande table de bois blanc supporte, outre un stérilisateur électrique qui fait l'envie du personnel du revier qui lui en est totalement dépourvu, un fichier pour mes patients et, contraste saisissant, mon lavabo qui n'est qu'une grande gamelle que l'on remplit avec un broc d'eau.

Le plancher, composé de simples planches pas très bien jointes, est le sujet de toute notre attention lorsque, tous les matins, nous le lavons. Si, en effet, nous avons le malheur de laisser tomber quelques gouttes d'eau à l'étage inférieur qui est le fief d'un chef de block, cela nous amène des réprimandes toujours désagréables, car, dans cette pièce, se passent les bastonnades. Et, j'ajoute que

[1] Maheu Alain, manuscrit inédit de son père, le Dr René Maheu, communication personnelle, Saint Malo, 1999, 2003 (photos) et 2010.

l'hiver, un petit poêle à charbon est venu nous donner le réconfort de sa chaleur et que le soir - car, nous travaillons surtout le soir - , une grosse ampoule électrique devant le fauteuil nous permet de travailler aisément.

C'est ainsi que mon cabinet, simple, mais où j'ai tous les instruments nécessaires et en parfait état, où je n'ai jamais manqué ni de coton, ni d'anesthésique, ni de ciment, ni de médicaments, où je fais une stérilisation rigoureuse qui me permet une asepsie qui n'a rien à envier à un très bon praticien civil, contraste douloureusement avec mon voisin, le revier (= infirmerie).

(...) Je suis alors un personnage important du camp. Je suis un Prominent, mon uniforme de bagnard est neuf et propre, et, sur mon bras gauche, j'ai un brassard blanc sur lequel est inscrit « zahnarzt », dentiste. Je peux ainsi me déplacer à peu près librement à l'intérieur du camp et j'en profite pour aller voir mes camarades moins fortunés. Je n'ai plus à craindre la schlague, la bastonnade et surtout les appels intermittents, et les brimades odieuses des codétenus qui ne sont pas Français. Souvent, lorsque j'ai à traverser une foule compacte, j'entends « Platz, platz » pour le « Herr Doktor », prononcé par les Russes et les Polonais[1].

Notre soupe est abondante et, chaque soir, nous en faisons profiter nos camarades des kommandos qui viennent nous voir. En effet, j'ai un personnel. D'abord, un autre confrère dentiste qui, par une chance inimaginable, est lui aussi Français, mais, pour rétablir l'équilibre de la diversité du mélange, le secrétaire est Tchèque, peut-être aussi parce qu'il annonce quelques langues en dehors de la sienne, dont le français. Son rôle est donc d'être interprète et de tenir mon fichier à jour. Son aide m'est en effet très nécessaire, car nos heures de travail s'étendent de 8h00 du matin, jusque vers les 10h00 et même 11h00 du soir, sauf deux jours par semaine, le mardi et le vendredi où un dentiste SS vient faire les consultations et les soins pour ses camarades qui sont nos gardiens. À ce moment, nous devenons ses aides. Pendant que l'un de nous actionne le tour à pied, l'autre prépare les seringues à

[1] Maheu Alain, manuscrit inédit de son père, le Dr René Maheu, communication personnelle, Saint Malo, 1999, 2003 (photos) et 2010.

injections ou s'efforce de deviner l'instrument dont il peut avoir besoin, car, évidemment, ni l'un ni l'autre ne comprend l'allemand, et il faut faire vite. Un véritable travail à la chaîne...

Ce SS est donc seulement dentiste, sans diplôme, ce qui veut dire qu'il n'a fait aucune étude. Ce n'est pas le zahnarzt qui correspond à notre chirurgien-dentiste. Aussi, parfois, fait-il appel à mes lumières et souvent, j'ai eu la possibilité de donner des soins à des représentants du « peuple des seigneurs ». C'est ainsi qu'un jour, un sous-officier s'est trouvé mal sur le fauteuil et voyant mon pauvre dentiste s'abstenir de le secourir, figé dans une attente anxieuse, je saisis une petite serviette, l'imprègne d'eau, et, exécutant les préceptes que l'on m'a enseignés, j'en gifle le patient pour le ranimer. Hélas ! Juste à ce moment, la porte s'ouvre et le médecin-chef du camp reçoit des éclaboussures d'eau sur son brillant uniforme. Peu, pour être juste, mais, tout de même, il en reçoit. Cela a provoqué une stupeur générale. Tout le monde est au garde-à-vous, même les SS de la salle d'attente, car la porte est restée ouverte. Et, après avoir reçu un coup de poing, je subis un torrent d'injures et de vociférations, mais je ne comprends pas l'allemand. Je ne pense qu'à conserver une attitude digne et regarde très droit dans les yeux, celui qui me hurle tant de choses méconnues[1].

Quand l'orage est apaisé par le départ du brillant officier, chacun commente le scandale que je viens d'occasionner bien à mon insu. Tout le camp apprend instantanément l'horrible nouvelle et je m'attends à voir mon brassard enlevé, à retourner dans un très dur kommando ou même à recevoir d'autres punitions plus sévères.

Le lendemain, le médecin-chef vient à mon cabinet, m'invective de nouveau, mais, constatant mon air détaché, il me demande si je comprends ce qu'il me dit. Je lui réponds que non et ça le désarme aussitôt. J'ai eu beaucoup de chance, l'incident en est resté là. En dehors de ces deux journées, je dirige librement la station dentaire, car les détenus n'ont aucune permission pour venir faire soigner leurs dents. Ils doivent prendre ce temps sur celui, bien

---

[1] Maheu Alain, manuscrit inédit de son père, le Dr René Maheu, communication personnelle, Saint Malo, 1999, 2003 (photos) et 2010.

maigre qui leur est accordé au soi-disant repos. Comme les kommandos, c'est-à-dire les équipes de travail, sont de jour et de nuit, nous recevons donc nos patients sans arrêt toute la journée jusque vers 10 ou 11h00 le soir, mais le plus gros travail se fait surtout le soir, avec les détenus ordinaires, car dans la journée, nous recevons plutôt l'aristocratie du camp : les schreibers ou secrétaires, les employés de différents services du camp, les chefs de blocks et surtout leurs mignons.

Pour ceux-là qui sont toujours d'accord avec le dentiste SS avec lequel ils ont fait des marchés très avantageux et pour lui, nous préparons les bouches pour faire des bridges acier et or, des appareils amovibles en paladon, des couronnes jackets, des couronnes acier, et or. Ils sont les notables du camp.

Par contre, aux autres bagnards, nous ne pouvons leur donner que des soins courants, mais il est à retenir que nos obturations sont faites avec des produits de première qualité, même avec de l'amalgame que nous prélevons sans scrupule, sur celui des SS, malgré leur défense, et toutes nos extractions sont faites sous anesthésie locale ou tronculaire.

Une forte proportion de nos patients, surtout en décembre et janvier, vient à la consultation pour des stomatites, évidemment avitaminosiques, que nous traitons localement par des badigeonnages d'acides spécifiques. Nous ne pouvons pas nous attaquer à la cause. Une chronicité s'installe, dont les Russes et les Polonais sont atteints le plus souvent.

Par manque de souplesse de caractère, je suis renvoyé de ma zahnstation dans les premiers jours de février. Mon brassard protecteur m'est enlevé[1].

Je reprends la dure vie de kommando jusqu'à l'évacuation d'Ellrich vers Bergen-Belsen. La liberté m'a été rendue par les Anglais, le 15 avril 1945. »

Après la guerre, il rempile dans l'armée et occupe le grade de commandant dans le train. Il fait partie des troupes d'occupation

[1] Maheu Alain, manuscrit inédit de son père, le Dr René Maheu, communication personnelle, Saint Malo, 1999, 2003 (photos) et 2010.

en Allemagne et travaille à Berlin, dans le quartier Napoléon, ancienne caserne Hermann Goering[1].

René Maheu revient brisé de sa déportation. À son grand regret, son dos meurtri ne lui permet plus l'exercice en cabinet dentaire[2]. Après la guerre, il devient dentiste-conseil à la Caisse régionale de l'assurance maladie de Paris. Il y finit sa carrière. Lorsque la thèse de doctorat devient obligatoire en 1972, il soutient la sienne sur Thomas Evans, dentiste personnel de Napoléon III[3]. Il meurt en 1980. René Maheu a été fait commandeur de la Légion d'honneur parce qu'il a dirigé un réseau de résistance pendant la guerre. Il a reçu aussi la Croix de guerre, la Croix du combattant volontaire et la médaille de la Résistance[4].

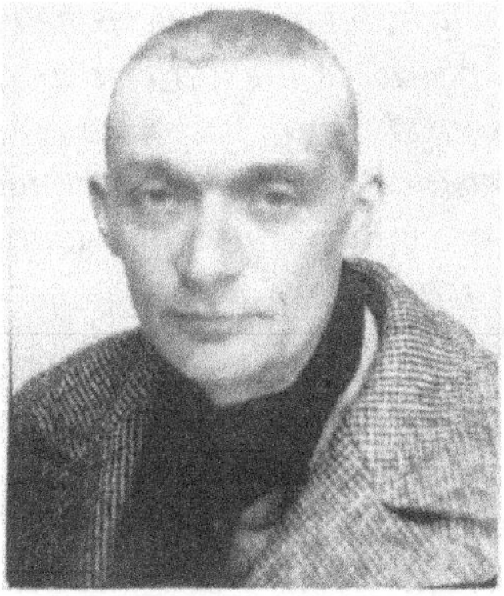

René Maheu à son retour de déportation en 1945.

Il mesure 1,82 m et pèse 45 kg[5].

---

[1] Maheu Alain, manuscrit inédit de son père, le Dr René Maheu, communication personnelle, Saint Malo, 1999, 2003 (photos) et 2010.

[2] Mainguy Henri, communication personnelle, 1995 (avec l'autorisation de M. Alain Maheu).

[3] Riaud Xavier, *Étude de la pratique odontologique et de ses déviances dans les camps de l'Allemagne nazie*, Thèse Doct. Epist. Sciences et Techniques, Nantes, 2007.

[4] Maheu Alain, manuscrit inédit de son père, le Dr René Maheu, communication personnelle, Saint Malo, 1999, 2003 (photos) et 2010.

[5] Maheu Alain, manuscrit inédit de son père, le Dr René Maheu, communication personnelle, Saint Malo, 1999, 2003 (photos) et 2010.

Henri Mainguy

Henri Mainguy est né à Maubeuge, en 1920. Sa famille est de retour à Nantes à partir de 1935. Au début du mois de septembre 1943, il prépare ses examens de rattrapage de stage de 2e année dentaire à l'école Lemée de Nantes. Le 16 septembre 1943 a lieu le premier bombardement de la capitale historique bretonne. Sa famille quitte la ville pour Riaillé. L'école dentaire réaménagée dans des baraquements provisoires garde ses portes ouvertes. Tous les jours, Henri fait le trajet à vélo pour assister à ses stages.

Très vite, après avoir rencontré un ancien ami scout, il rejoint le maquis pour lutter contre le joug de l'oppresseur. Le 12 décembre, il fait sa première rencontre des membres du réseau. Le 17, il est envoyé suivre une formation militaire accélérée qui doit durer 8 jours. Après de nombreuses pérégrinations, il arrive à Plerguer et rencontre les responsables du maquis de Plerguer[1]. Le 19, sur dénonciation, le maquis est démantelé par la SS et Henri est arrêté.

Emprisonné à Rennes, il est interrogé par les Allemands. Il est envoyé par la suite à Compiègne. Le 27 janvier, Henri est déporté et arrive à Buchenwald, le 29. Il y a aussitôt le matricule 43 922. Sous-alimenté, avec des activités physiques plus de douze heures par jour, peu de sommeil, pas d'hygiène, Henri est exténué. Pourtant, il tient. Le 25 mars 1944, Henri est envoyé dans un kommando de Buchenwald, Laura. Les conditions de vie y sont encore plus dures. Sous le camp se trouve une usine souterraine qui participe à la fabrication des fusées V2. Du 2 au 7 mai, le futur dentiste transite par Dora avant de regagner Laura. Tour à tour, des rochers, des ardoises, des briques, du ciment, Mainguy alternent des travaux de force qui mettent sa condition physique à rude épreuve.

[1] Mainguy Henri, communication personnelle, Saint-Mars-la-Jaille, 1995.

Du 1er au 13 juillet 1944, le jeune homme est renvoyé en convoi vers Buchenwald. Du 14 juillet au 30 août, il est de retour à Laura[1]. Du 1er au 29 septembre, un autre convoi l'amène à Nixei-Wieda, un kommando particulièrement éprouvant de Dora. Envoyé pour des travaux de terrassement, Henri s'épuise et voit l'un de ses bras s'infecter. Rapatrié à Wieda, il entre à l'infirmerie avec 39° de fièvre. Un médecin français le soigne et lui sauve la vie. Rétabli, Henri reprend le travail. Atteint d'une paralysie inexpliquée qui touche ses lèvres et sa langue, le Nantais ne parvient plus à travailler ni à s'alimenter. Il est envoyé alors à l'infirmerie. Le 13 décembre, il est à Wieda auprès du médecin français qui l'a sauvé une première fois et qui décide de le mettre de nouveau au repos. Malgré son état alarmant et un hiver particulièrement rude, il part pour Dora, le 5 janvier. Placé, dès son arrivée, dans l'infirmerie du camp, le diagnostic tombe vite. C'est de polynévrite qu'il souffre. Des rayons UV contribuent, selon lui, à le guérir. Il rencontre le dentiste du camp, Laval, avec qui il noue des liens d'amitié et qui échoue à le faire entrer au cabinet dentaire en tant qu'assistant[2]. Ayant retrouvé un peu d'allant, les SS le refont travailler et il s'y emploie en s'économisant au mieux.

Le 4 avril 1945, le camp de Dora est évacué. La longue marche commence. Du 10 au 15 avril 1945, Henri Mainguy se retrouve au camp de Bergen-Belsen, un camp mouroir où des cas de cannibalisme ont été recensés. Le 15 avril, le camp est libéré par les Américains et Henri avec. Souffrant de dysenterie, il revient en France, en piteux état[3]. Par camion, par avion, puis par train, il arrive à Lille où il est accueilli par sa famille, le 28 avril 1945. Henri Mainguy n'a jamais eu l'occasion d'exercer son art en déportation, mais il a survécu héroïquement pour transmettre son témoignage afin que la barbarie nazie ne soit jamais oubliée et que,

---

[1] Mainguy Henri & Mainguy Robert, « Mes souvenirs en captivité », in *http://chouannerie.chez-alice.fr/Henri_Mainguy/Textes/A00_accueil.htm*, 2002 ; Mainguy Robert, communication personnelle, Saint-Mars-la-Jaille, 2010.

[2] Mainguy Henri & Mainguy Robert, « Mes souvenirs en captivité », in *http://chouannerie.chez-alice.fr/Henri_Mainguy/Textes/A00_accueil.htm*, 2002 ; Mainguy Robert, communication personnelle, Saint-Mars-la-Jaille, 2010.

[3] Mainguy Henri & Mainguy Robert, « Mes souvenirs en captivité », in *http://chouannerie.chez-alice.fr/Henri_Mainguy/Textes/A00_accueil.htm*, 2002 ; Mainguy Robert, communication personnelle, Saint-Mars-la-Jaille, 2010.

surtout, elle ne renaisse jamais sous quelque forme que ce soit. La survie de ce futur dentiste en déportation pourrait se résumer en un mot : camaraderie. Sans le soutien de ses camarades de misère, il n'aurait probablement pas survécu, mais lui-même, n'a jamais hésité à donner de sa maigre, très maigre pitance, à un autre captif qui était encore plus dans le besoin. Il a toujours de plus contribué à alléger les souffrances de ses amis, leur apportant ainsi tout le soutien qu'il pouvait leur offrir.

Après la guerre, Henri Mainguy a achevé ses études dentaires à Nantes[1]. Il a reçu son diplôme de chirurgien-dentiste qui lui a été délivré par l'Académie de Rennes, à la suite des résultats fournis par le jury de l'École de médecine de Nantes, le 25 octobre 1947. Il a fait ses études avec sa femme avec laquelle il s'est marié le 22 novembre 1947, à Nantes. De 1947 à 1982, Henri s'est d'abord installé, à Riaillé en Loire-Atlantique, puis à Saint-Mars-la-Jaille où il a fini sa carrière.

Il a été conciliateur du canton de Saint-Mars-la-Jaille de 1979 à 1990 et de 1983 à 1994, juge suppléant des commissions de remembrement des cantons de Saint-Mars-la-Jaille, Riaillé, Ligné, Nort-sur-Erdre, Ancenis, Varades et Saint-Julien-de-Vouvantes, d'après une ordonnance du président de la Cour d'appel[2].

Comme ancien déporté et ancien résistant, il a reçu de nombreuses distinctions honorifiques :

10.06.1945 : Attestation d'engagé volontaire de la Défense passive ;

19.05.1948 : Certificat de déportation ;

08.06.1949 : Certificat d'appartenance à la Résistance ;

25.02.1954 : médaille de déporté résistant avec la carte correspondante ;

---

[1] Mainguy Henri & Mainguy Robert, « Mes souvenirs en captivité », in *http://chouannerie.chez-alice.fr/Henri_Mainguy/Textes/A00_accueil.htm*, 2002 ; Mainguy Robert, communication personnelle, Saint-Mars-la-Jaille, 2010.

[2] Mainguy Henri & Mainguy Robert, « Mes souvenirs en captivité », in *http://chouannerie.chez-alice.fr/Henri_Mainguy/Textes/A00_accueil.htm*, 2002 ; Mainguy Robert, communication personnelle, Saint-Mars-la-Jaille, 2010.

05.08.1954 : Certificat de validation des services militaires en campagne ;

11.10.1954 : Croix du combattant volontaire de la Résistance avec la carte correspondante ;

08.11.1954 : Croix du combattant avec la carte correspondante[1] ;

09.10.1968 : Croix du combattant volontaire 39/45 ;

21.03.1969 : Reconnaissance comme « blessé de guerre » (titre de guerre permettant la délivrance de la Médaille militaire et de la Légion d'honneur) ;

28.10.1970 : Médaille militaire ;

28.10.1970 : Croix de guerre 39/45 ;

09.08.1978 : Chevalier de la Légion d'honneur.

En qualité de président de l'Union départementale des combattants volontaires de la Résistance de Loire-Atlantique depuis 1988, il a aussi reçu :

24.03.1988 : la médaille de Pontchâteau (44) ;

22.10.1991 : la médaille de compagnon de la Libération et du 50e anniversaire des 50 otages par la ville de Nantes (44) ;

12.08.1994 : la médaille de Compagnon de la Libération par la ville de Nantes ;

13.10.1994 : la médaille de Basse-Goulaine (44) ;

16.10.1999 : la médaille de Sainte-Luce-sur-Loire (44)[2].

---

[1] Mainguy Henri & Mainguy Robert, « Mes souvenirs en captivité », in *http://chouannerie.chez-alice.fr/Henri_Mainguy/Textes/A00_accueil.htm*, 2002 ; Mainguy Robert, communication personnelle, Saint-Mars-la-Jaille, 2010.

[2] Mainguy Henri & Mainguy Robert, « Mes souvenirs en captivité », in *http://chouannerie.chez-alice.fr/Henri_Mainguy/Textes/A00_accueil.htm*, 2002 ; Mainguy Robert, communication personnelle, Saint-Mars-la-Jaille, 2010.

Membre de l'Association départementale des anciens du maquis de Saffré (44), il a été également membre des conseils d'administration des combattants volontaires de la Résistance de Loire-Atlantique, de l'Union nationale des anciens déportés internés et familles de Loire-Atlantique (UNADIF), de l'Amicale des anciens déportés de Lora-Buchenwald et de l'Union départementale de Loire-Atlantique de l'Association nationale Buchenwald-Dora[1].

Henri Mainguy n'a jamais recherché les honneurs. Son gendre, étant alors à l'École militaire de Saint-Cyr, pouvait profiter, pour son avancement, des honneurs militaires rendus à sa famille[2]. À cette fin, Henri a accepté de se voir remettre la Légion d'honneur, le 15 octobre 1978.

Laissons les derniers mots à Henri Mainguy : *« (...) Provocateur, je le suis et retrouve en eux* (ses enfants) *ce trait de mon caractère avec une certaine complaisance. Humoriste, je le suis moins, mais j'apprécie hautement cette ambiance vivante et gaie, autour de ma table de Saint-Mars-la-Jaille qu'ils font vivre, et que les circonstances auraient pu me ravir.*

Je n'abordais jamais spontanément l'histoire de « mon voyage en Allemagne » et ne répondait que si on m'interrogeait. De leur côté, mes enfants, sentant sûrement ce sujet lourd et douloureux, utilisaient cette pirouette pour le dédramatiser. Cette douloureuse expérience de jeunesse m'a enseigné deux concepts essentiels qui ont rempli ma vie. L'argent et l'apparence ne sont rien. Une petite étincelle d'attention ou d'amour est le bien le plus précieux au monde. Je me suis efforcé de vivre en cohérence avec cela, plutôt

---

[1] Mainguy Henri & Mainguy Robert, « Mes souvenirs en captivité », in *http://chouannerie.chez-alice.fr/Henri_Mainguy/Textes/A00_accueil.htm*, 2002 ; Mainguy Robert, communication personnelle, Saint-Mars-la-Jaille, 2010.

[2] Mainguy Henri & Mainguy Robert, « Mes souvenirs en captivité », in *http://chouannerie.chez-alice.fr/Henri_Mainguy/Textes/A00_accueil.htm*, 2002 ; Mainguy Robert, communication personnelle, Saint-Mars-la-Jaille, 2010.

que de rabâcher à mes enfants des souvenirs de captivité durs et sombres[1]. »

Henri Mainguy a été très lié à René Maheu avec qui il a partagé des moments très durs en déportation et avec qui il a correspondu très longtemps. Il lui a conservé jusqu'à ses derniers jours, son indéfectible amitié.

Henri Mainguy était le petit-fils d'Henri Mainguy, médecin-dentiste, fondateur de l'école dentaire de Nantes. Il est mort en 2010.

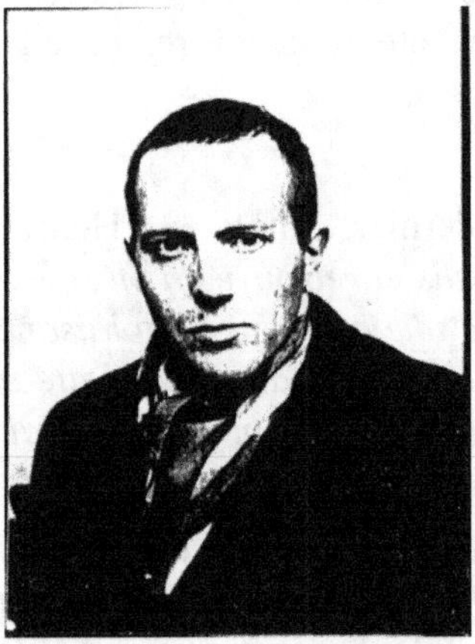

Henri Mainguy[2].

[1] Mainguy Henri & Mainguy Robert, « Mes souvenirs en captivité », in *http://chouannerie.chez-alice.fr/Henri_Mainguy/Textes/A00_accueil.htm*, 2002 ; Mainguy Robert, communication personnelle, Saint-Mars-la-Jaille, 2010.

[2] Mainguy Henri, communication personnelle, Saint-Mars-la-Jaille, 1995.

Roger Puybouffat

Roger Puybouffat est né le 18 février 1909. À 11 ans, Roger passe son certificat d'études. Mais, sa famille est désargentée. Il doit travailler très jeune et multiplie à ce titre les petits métiers. Un oncle lui permet de suivre un apprentissage chez un mécanicien-dentiste. Il montre très vite des dispositions pour cette profession. Son oncle le persuade de suivre les cours du soir. Après avoir obtenu son brevet élémentaire et supérieur, il entame des études de chirurgie dentaire à Garancière. Danielle Casanova fait ses études en même temps que Roger. En 1933, il est officiellement diplômé, mais épuisé. En effet, pour réussir, il a travaillé pour gagner sa vie en même temps que ses études et milité au parti communiste dont il fait partie depuis l'âge de 14 ans, suivant son père qui y a adhéré dès sa création en 1920. Pendant ses deux dernières années d'études, Adèle, sa compagne, renonce aux siennes pour subvenir aux besoins du couple[1].

Le 30 octobre 1934, il effectue son service militaire, mais est réformé pour maladie. C'est en octobre 1935 qu'il est incorporé. Il quitte l'armée sous-lieutenant de réserve des services de santé[2].

Lorsque la guerre éclate, Roger Puybouffat est mobilisé le 25 août 1939. Il rejoint son unité le 2 septembre. Il est présent à Dunkerque et parvient à sortir ses hommes de la nasse, et à les ramener sains et saufs à Pontivy déjà sous la coupe allemande. Cet exploit, d'avoir sauvé tous ses hommes, sera un de ses plus grands motifs de fierté pour le reste de ses jours[3].

---

[1] Puybouffat-Merrien Rose, communication personnelle, Paris, 2010.

[2] Puybouffat-Merrien Rose, « Roger Puybouffat, dentiste au camp de Choisel en 1941 », in *Journal La Mée*, Châteaubriant, 2008.

[3] Puybouffat-Merrien Rose, « Roger Puybouffat, dentiste au camp de Choisel en 1941 », in *Journal La Mée*, Châteaubriant, 2008.

De retour à Pontivy, il est arrêté par les Allemands, alors qu'il n'a pas été encore démobilisé. Considéré comme un prisonnier de guerre, il doit exercer ses talents à l'hôpital civil qui a été dressé dans l'enceinte du lycée. Il n'est libéré que le 19 février 1941. Le 1er mars, Roger rejoint Châteaubriant où il a trouvé un confrère, Pierre Bernou, qui l'accueille et lui offre la possibilité d'exercer son art[1].

Dans le même temps, le camp de Choisel ouvre de nouveau ses portes en mai 1941. Il a une vocation : celle de recevoir en détention des internés politiques comme les communistes notamment. En effet, depuis le 26 septembre 1939, le parti communiste est interdit. Tous ses membres sont fichés au carnet B. C'est le cas de Roger Puybouffat[2].

À peine arrivé à Châteaubriant, le couple Puybouffat se met en contact avec les communistes locaux qui ne cachent pas leur volonté de faire évader les internés du camp de Choisel. Et Roger va les y aider[3]...

À la réouverture du camp, Roger est aussitôt sollicité pour venir y soigner les détenus. Ainsi, a-t-il essayé de convaincre notamment Guy Môquet de se faire enlever une dent alors qu'il souffrait terriblement, ce que le jeune homme a refusé sans l'autorisation de sa mère[4].

Les patients prisonniers avec des problèmes majeurs peuvent, moyennant escorte, être soignés au cabinet dentaire personnel de Puybouffat. Ce local présente deux sorties, dont une méconnue qui permet toutes sortes de rencontres furtives, d'échanges de renseignements et de consignes. Roger a de plus des cabinets

---

[1] Puybouffat-Merrien Rose, « Roger Puybouffat, dentiste au camp de Choisel en 1941 », in *Journal La Mée*, Châteaubriant, 2008.
[2] Puybouffat-Merrien Rose, « Roger Puybouffat, dentiste au camp de Choisel en 1941 », in *Journal La Mée*, Châteaubriant, 2008.
[3] Puybouffat-Merrien Rose, « Roger Puybouffat, dentiste au camp de Choisel en 1941 », in *Journal La Mée*, Châteaubriant, 2008.
[4] Puybouffat-Merrien Rose, « Roger Puybouffat, dentiste au camp de Choisel en 1941 », in *Journal La Mée*, Châteaubriant, 2008.

également dans plusieurs villages voisins, qui facilitent aussi tous ces échanges[1].

Notable de la ville, il a aussi ses entrées au club de bridge où il rencontre, en quête d'informations, les représentants de l'administration du gouvernement de Vichy[2].

Au camp de Choisel, les évasions se multiplient. Son nouveau responsable, Touya, a décidé de renforcer les mesures de surveillance. Par exemple, le dentiste ne peut plus soigner les internés politiques. Il n'a le droit de traiter que des droits communs[3].

Le 20 octobre 1941, le lieutenant-colonel Hotz est tué à Nantes. En représailles, les Allemands veulent exécuter des otages. Ce sont les fameux 50 otages, dont Guy Môquet. Avant de mourir, ces hommes ont écrit leur dernier message d'adieu sur les planches du baraquement au camp. Roger Puybouffat les récupère, les évacue, les dissimule un temps dans son cabinet, puis un temps à son domicile, dans une pièce consacrée à ses activités de résistant où il reçoit aussi avec sa femme, les évadés en attente d'une prise en charge, et les remet à qui de droit pour qu'elles soient cachées[4].

Le 25 novembre 1941, notre dentiste participe à l'évasion de trois hommes internés dans le camp de Choisel. Touya fouille le cabinet dentaire en personne. Il n'y trouve rien[5].

Le 13 décembre, Roger Puybouffat est arrêté par Touya, le sous-lieutenant du camp en question, qui le rend responsable des évasions du 25-26 novembre. Il est interrogé, reçoit des coups,

---

[1] Puybouffat-Merrien Rose, « Roger Puybouffat, dentiste au camp de Choisel en 1941 », in *Journal La Mée*, Châteaubriant, 2008.
[2] Puybouffat-Merrien Rose, « Roger Puybouffat, dentiste au camp de Choisel en 1941 », in *Journal La Mée*, Châteaubriant, 2008.
[3] Puybouffat-Merrien Rose, « Roger Puybouffat, dentiste au camp de Choisel en 1941 », in *Journal La Mée*, Châteaubriant, 2008.
[4] Puybouffat-Merrien Rose, « Roger Puybouffat, dentiste au camp de Choisel en 1941 », in *Journal La Mée*, Châteaubriant, 2008.
[5] Puybouffat-Merrien Rose, « Roger Puybouffat, dentiste au camp de Choisel en 1941 », in *Journal La Mée*, Châteaubriant, 2008.

mais ne parle pas. Subissant de nombreuses brimades, Roger ne cède pas. Il n'y a pas de preuve contre lui[1].

Son incarcération est officialisée le 15 décembre, par le préfet de Loire-Atlantique (Puybouffat-Merrien, 2008).

Le 7 mai 1942, le dentiste passe devant le Tribunal correctionnel de Châteaubriant. L'appartenance au carnet B de Roger Puybouffat, convaincu de militantisme communiste, est révélée au cours de la procédure. Pourtant, faute de preuve, il est acquitté, mais pas libéré. Sa femme est arrêtée deux jours avant avec son associé. Ils sont tous deux relâchés à la fin 1942.

Le 7 mai 1942, Roger est transféré à Voves en Eure-et-Loir. Il est enchaîné à deux autres co-détenus et à un gendarme. Alors que son père a tout organisé, Roger refuse de s'évader[2].

En juin 1943, le dentiste doit être présenté à la Cour d'appel de Rennes pour y être rejugé. Son deuxième procès n'a pas lieu. Le 12 octobre 1943, il est transféré vers Romainville. Le 25 octobre, Roger Puybouffat, résistant communiste, est déporté vers Sarrebruck, Neuengamme, puis Mauthausen et enfin Loibl-Pass, un des commandos du camp autrichien[3].

Lorsqu'il arrive à Mauthausen, cela fait 22 mois que Roger est en détention, qu'il ne mange pas correctement, qu'il est ballotté de wagons à bestiaux en wagons à bestiaux[4]. Dans ce camp, avec fermeté et ténacité, Roger résiste à la faim, au froid hivernal, au chaud estival, aux sévices de toutes sortes, au travail épuisant dans la célèbre carrière, aux appels interminables, peu importe le temps, etc.

À l'hiver 1943, Roger contracte une bronchopneumonie aux deux poumons. Le médecin de l'infirmerie tente l'impossible pour le guérir, mais sa convalescence est de courte durée. Pour éviter

---

[1] Puybouffat-Merrien Rose, « Roger Puybouffat, dentiste au camp de Choisel en 1941 », in *Journal La Mée*, Châteaubriant, 2008.

[2] Puybouffat-Merrien Rose, « Roger Puybouffat, dentiste au camp de Choisel en 1941 », in *Journal La Mée*, Châteaubriant, 2008.

[3] Puybouffat-Merrien Rose, « Roger Puybouffat, dentiste au camp de Choisel en 1941 », in *Journal La Mée*, Châteaubriant, 2008.

[4] Puybouffat-Merrien Rose, « Roger Puybouffat, dentiste au camp de Choisel en 1941 », in *Journal La Mée*, Châteaubriant, 2008.

les sélections, Roger doit retourner au travail harassant de la carrière. Ses camarades le cachent, lui donnent des rations supplémentaires, protègent ses affaires et n'hésitent pas à voler pour qu'il reçoive davantage de nourriture[1].

Le 6 mai 1944, notre dentiste est transféré à Loibl-Pass, kommando de Mauthausen. C'est vraisemblablement dans le tunnel qu'il se brise le tibia gauche et se fait écraser le pied gauche. Si le médecin lui fabrique des attelles, la durée de son séjour à l'hôpital s'en trouve raccourci, le risque de sélection étant grand[2].

Pendant l'hiver 1944-1945, il fait une 2e bronchopneumonie, consécutive, semble-t-il, à deux nuits de station debout devant le baraquement des gardes, sous la pluie, après sa journée de travail, parce que Roger aurait perdu, d'après eux, une pince dentaire. En effet, démuni de tout, le dentiste français n'a pour seul recours, face au scorbut qui sévit depuis le printemps 1944, que d'enlever les dents malades de ses camarades afin de leur éviter toutes les complications liées à leur désagrégation. Après avoir donné sa contribution en cigarettes à la collectivité, le scientifique échange ce qui lui reste contre une gousse d'ail ou un petit oignon, ceci afin de se prémunir contre le scorbut[3].

Roger Puybouffat est présent lorsqu'une commission itinérante de dentistes s'est arrêtée au camp pour extraire les dents cariées, ou en or surtout. L'organisation clandestine du camp protège les infortunés qui sont concernés, moyennant cigarettes. Il témoigne aussi de la célèbre opération oignons qui a eu lieu un dimanche matin, à Loibl-Pass, où les Allemands ont fait manger un oignon aux détenus pour lutter contre le scorbut, après qu'ils soient restés debout très longtemps dans un froid très marqué. Cette opération coûte la vie à deux jeunes hommes.

Le 7 mai 1945, les nazis entament l'évacuation de leurs prisonniers. Roger décide de rester avec le médecin de l'infirmerie

---

[1] Puybouffat-Merrien Rose, « Roger Puybouffat, dentiste au camp de Choisel en 1941 », in *Journal La Mée*, Châteaubriant, 2008.

[2] Puybouffat-Merrien Rose, « Roger Puybouffat, dentiste au camp de Choisel en 1941 », in *Journal La Mée*, Châteaubriant, 2008.

[3] Puybouffat-Merrien Rose, « Roger Puybouffat, dentiste au camp de Choisel en 1941 », in *Journal La Mée*, Châteaubriant, 2008.

pour s'occuper des malades qui n'ont pas été évacués. Les deux hommes se barricadent et partent en excursion à la recherche de nourriture, ce qu'ils finissent par découvrir dans les cuisines. Dans les jours qui suivent, les combats font rage autour du camp. Malgré tout, le dentiste et le médecin décident de rester près des malades intransportables[1].

Ce n'est que le 21 mai que Roger Puybouffat rejoint la brigade Liberté stationnée à Rodovljica. Son pied gauche est toujours dans un sale état. Là, ces Français associés aux troupes yougoslaves défendent un pont et empêchent sa destruction. Le 3 juin, la brigade Liberté est à Trzic. Elle souhaite remercier ses habitants de leur accueil. Le 5 juin, elle arrive à Ljubljana. Le 6, les hommes qui la composent prennent le train pour Trieste. Ils arrivent à Paris, le 20 juin 1945. Roger y retrouve son Adèle[2].

Le dentiste arrive à Paris, dans un état médicalement catastrophique : un tympan a éclaté sous les coups ; il ne supporte plus aucune nourriture solide sans vomissement ; ses poumons sont perclus de nodules, conséquences de deux bronchopneumonies ; sa fracture au tibia n'est pas consolidée et est fistulisée, rendant tout espoir de guérison vain ; ses vertèbres cervicales ont été fragilisées par les coups. Cet homme, ne l'oublions pas, a pris les armes pour combattre les nazis, aussitôt libre, dans cet état[3].

Si le pronostic des médecins est réservé, sa femme, elle, ne s'en laisse pas compter et décide de se battre pour son mari. Elle se procure les aliments requis à son état et commence une lente, et progressive réalimentation. Petit à petit, Roger parvient à recouvrer des forces et à se nourrir de mieux en mieux. Si bien qu'un beau jour, il peut reprendre sa profession d'avant-guerre. Toutefois, les séquelles sont présentes et il le fait dans une souffrance constante[4].

---

[1] Puybouffat-Merrien Rose, « Roger Puybouffat, dentiste au camp de Choisel en 1941 », in *Journal La Mée*, Châteaubriant, 2008.

[2] Puybouffat-Merrien Rose, « Roger Puybouffat, dentiste au camp de Choisel en 1941 », in *Journal La Mée*, Châteaubriant, 2008.

[3] Puybouffat-Merrien Rose, « Roger Puybouffat, dentiste au camp de Choisel en 1941 », in *Journal La Mée*, Châteaubriant, 2008.

[4] Puybouffat-Merrien Rose, « Roger Puybouffat, dentiste au camp de Choisel en 1941 », in *Journal La Mée*, Châteaubriant, 2008.

En 1954, le couple trouve enfin un appartement susceptible d'accueillir un cabinet dentaire.

En 1963, blessé par une vertèbre cervicale, Roger est quadriplégique en position fœtale. Personne ne veut prendre le risque d'opérer. Par le truchement des associations, un neurologue dont la famille a été exterminée pendant la guerre accepte d'intervenir. Il fait le voyage à ses frais. L'opération est un succès. Après des mois de rééducation, le cabinet dentaire rouvre ses portes[1].

Toutefois, ses blessures, surtout celles du côté gauche, rendent son exercice difficile et de moins en moins précis. La mort dans l'âme, Roger Puybouffat doit renoncer à sa profession.

En 1980, il est amputé à gauche, à mi-cuisse, mais sa jambe droite menace de suivre le même chemin. Ses journées se résument à la lecture du journal et à la télévision, ne pouvant plus se déplacer seul. Aussi, sa femme décide-t-elle d'inviter des amis, de la famille, organise des réunions, l'entraîne au restaurant, veille à sa bonne présentation en demandant à son coiffeur et à son tailleur de venir au domicile. Les nuits sont horribles. Dans son sommeil, Roger retourne constamment à Mauthausen et à Loibl-Pass[2].

Sa lésion au niveau cervical n'étant qu'en rémission voit sa luette et son arrière-gorge se paralyser, rendant tout repas extrêmement douloureux. Adèle le soigne jusqu'à l'épuisement et meurt en mars 1983, renversée par une voiture[3].

Roger sombre dans le coma et décède à son tour, en décembre 1983. Avec le soutien de son épouse, Roger considérait que les 38 ans de vie après les camps étaient des « années volées aux nazis. »

Roger Puybouffat a reçu la Croix de guerre avec palmes et la Légion d'honneur. Le 25 novembre 1948, un certificat d'appartenance à la Résistance intérieure française (n° 7 983) lui a été délivré pour des services rendus de mai 1941 au 19 juin 1945,

---

[1] Puybouffat-Merrien Rose, « Roger Puybouffat, dentiste au camp de Choisel en 1941 », in *Journal La Mée*, Châteaubriant, 2008.

[2] Puybouffat-Merrien Rose, « Roger Puybouffat, dentiste au camp de Choisel en 1941 », in *Journal La Mée*, Châteaubriant, 2008.

[3] Puybouffat-Merrien Rose, « Roger Puybouffat, dentiste au camp de Choisel en 1941 », in *Journal La Mée*, Châteaubriant, 2008.

date de son rapatriement. Il était membre de l'organisation de Résistance : « Front national ». Sa femme, Adèle, a reçu également un certificat similaire[1].

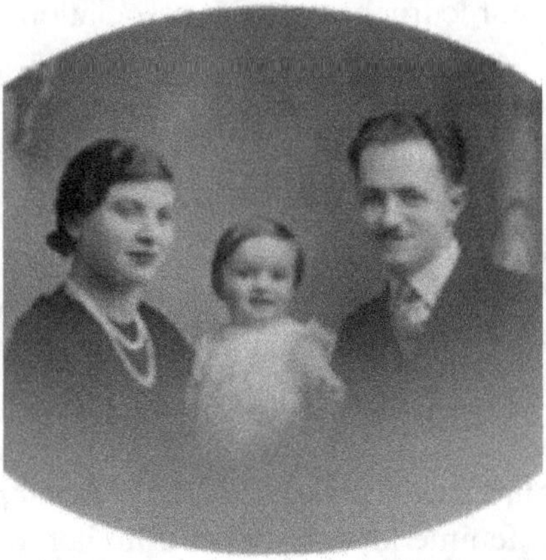

Adèle et Roger Puybouffat[2], et leur fille Rose en 1936.

***

En 1940, Pierre Henry (1914 - ?), diplômé de l'École dentaire de Rennes en 1936, ancien président du Conseil de l'ordre départemental d'Ille-et-Vilaine, chevalier de la Légion d'honneur et ancien professeur à l'École dentaire de Rennes, est fait prisonnier par les Allemands[3]. Enfermé à la caserne de Chalon-sur-Saône, il travaille à l'hôpital de cette ville. *« Je n'oublie pas que je suis prisonnier et que je dois aider mes frères de misère. Tout but de prisonnier est de s'évader. J'ai pris contact avec les anciens combattants de 1914-1918 et mets au point une chaîne*

[1] Puybouffat-Merrien Rose, « Roger Puybouffat, dentiste au camp de Choisel en 1941 », in *Journal La Mée*, Châteaubriant, 2008 ; Amicale de Châteaubriant-Voves-Rouillé, « Puybouffat Roger », in http://www.amicale-chateaubriant.fr, sans date, pp. 1-2.

[2] Puybouffat-Merrien Rose, communication personnelle, Paris, 2010.

[3] Jamin Sophie, *Le chirurgien-dentiste français pendant la Seconde Guerre mondiale*, Thèse Doct. Chir. Dent., Rennes, 2011.

d'évasion. Je conduirai les candidats à un point de ralliement, les anciens combattants feront le reste. Nous sommes sur la ligne de démarcation qui est symbolisée par la Saône. » Le dentiste prend le risque de faire sortir ses coreligionnaires de l'hôpital qui n'est que faiblement gardé par les occupants. Constatant les évasions, soupçonné d'en être le principal responsable, il est interrogé par un médecin allemand. Bien évidemment, le Français nie toute participation ainsi que toute responsabilité. Il n'hésite pas à affirmer que s'il avait existé effectivement une filière pour quitter cette prison, il aurait été le premier à en profiter. Peu après, les Allemands exigent la délivrance d'un laissez-passer pour pouvoir entrer et sortir de l'hôpital sans problème[1]. Mais, ceux-ci étant dépourvus de photographie, le jeune homme ne rencontre aucune difficulté à faire sortir ses camarades et à les remettre entre les mains des anciens combattants qui les conduisent en zone libre[2]. Libéré à la fin 1940, il reprend par la suite son activité libérale.

---

[1] Jamin Sophie, *Le chirurgien-dentiste français pendant la Seconde Guerre mondiale*, Thèse Doct. Chir. Dent., Rennes, 2011.
[2] Jamin Sophie, *Le chirurgien-dentiste français pendant la Seconde Guerre mondiale*, Thèse Doct. Chir. Dent., Rennes, 2011.

Charles Sebban

À la déclaration de guerre, en septembre 1939, Charles Sebban est alors âgé de 18 ans. Il est né en 1921. Sa classe d'âge n'est pas mobilisable à son grand désarroi[1].

En 1941, les lois de Vichy interdisent les Chantiers de Jeunesse aux Juifs. Un seul camp subsiste pour eux, celui de Djidjelli. Muni des papiers justifiant que son père a été un héros de la Première Guerre mondiale et qu'il a servi loyalement la France, le jeune homme présente sa candidature volontaire et est finalement admis. Il y séjourne du 14 novembre 1941 au 25 mai 1942. À la fin du mois d'octobre 1942, le jeune Charles Sebban s'inscrit à la Faculté de médecine de Montpellier, en zone libre, pour y reprendre ses études.

Lorsque les Alliés débarquent en Afrique française du Nord, le 8 novembre 1942, dans le cadre de l'opération Torch, Charles Sebban a 20 ans. Il décide alors de s'engager et quitte précipitamment le sol de sa mère patrie. Après une traversée périlleuse de l'Espagne, il arrive à Gibraltar où les Anglais lui permettent de traverser le détroit. Une fois sur le sol africain, il se présente au bureau de recrutement d'Oran pour s'engager. Entré sous les drapeaux le 7 décembre 1942, c'est de cette manière qu'il rejoint le 2e régiment de zouaves et part avec les premiers contingents alliés pour la Tunisie, en janvier 1943, avec lesquels il combat l'Afrika Korps du maréchal Rommel jusqu'à sa reddition en mai 1943. Le 16 mars 1943, au cours de cette campagne, il est nommé caporal. De retour de Tunisie, il est momentanément affecté au service de santé. À cette époque, un corps expéditionnaire français est formé entièrement équipé par les Américains. De nouveau, le jeune homme se porte volontaire. Avec le grade de caporal, sous les ordres du général Juin, il débarque en Italie, en septembre 1943.

[1] Famille Sebban, communication personnelle, Paris, 2011.

Seulement, l'armée française est en reconstruction. Elle doit démontrer au monde qu'elle existe et qu'il faut encore compter avec elle. Le 1er février 1944, sur le champ de bataille, il devient caporal-chef. Les affrontements succèdent aux affrontements[1]. Pourtant, c'est à Monte Cassino qu'il est blessé, seul survivant d'une explosion de sa jeep sur une mine, en mai 1944. Sa blessure de guerre n'a jamais été homologuée. Il rejoint néanmoins son régiment bien avant la fin de sa convalescence, voulant absolument prendre part aux événements. Entré dans Rome le 6 juin 1944, Sienne où il défile le 14 juillet 1944, puis Florence, la conquête de ces villes couvre de gloire le corps expéditionnaire français. La campagne d'Italie s'achevant, le futur dentiste est envoyé sur les côtes de Provence où il débarque le 15 août, à Foux. L'émotion est grande. Enfin, le sol natal ! Au sein de la 3e DIA commandée par le général de Lattre de Tassigny, le débarquement se fait sous les obus allemands. Malgré tout, les troupes françaises parviennent à Cogolin, premier village près des plages. Habillés avec l'uniforme américain, mais portant au bras un brassard aux couleurs nationales, ces soldats sont accueillis en véritables héros. Il participe à la campagne d'Alsace, puis à celle d'Allemagne. En janvier 1945, une note gouvernementale autorise les jeunes hommes ayant entamé des études à quitter l'armée pour les reprendre. Charles refuse voulant

---

[1] En mai 1944, la bataille du fleuve Garigliano, situé au centre de l'Italie, a permis au corps expéditionnaire français de déborder, puis d'enfoncer les lignes allemandes. Les Alliés ont pu ainsi reprendre leur avancée triomphale jusqu'à Rome qui était interrompue depuis janvier. Au cours des combats, alors qu'il est attaqué, Charles Sebban blesse grièvement au ventre, un Allemand, avec sa baïonnette. Aussitôt, le Français essaie de soigner l'homme à terre avec sa chemise et de l'alcool. Il capture deux autres soldats allemands et les invite à l'aider dans les soins qu'il délivre. Ému aux larmes, Charles a conservé un souvenir impérissable de cet instant où des hommes que tout oppose ont tombé les uniformes pour se porter secours mutuellement. Devant quitter les lieux, Charles embrasse le soldat et rejoint son armée. Une semaine plus tard, il est blessé à son tour et est laissé pour mort. Il se réveille dans un hôpital de fortune. Il y retrouve « son » Allemand qu'il avait laissé en bien fâcheuse posture. Les deux hommes se serrent la main et échangent leurs baïonnettes, en espérant se revoir après la guerre. Hélas, si Charles a survécu, le soldat allemand est, quant à lui, mort de ses blessures quelques jours après. Bien des années plus tard, le souvenir de cet homme que le Français a tué, probablement le seul, vient hanter sa mémoire régulièrement (ce témoignage est bien évidemment à mettre au conditionnel, car rien ne vient en attester la véracité).

participer aux combats jusqu'à la fin des hostilités. En mars 1945, sur ordre du directeur du service de santé de la 1re armée française, il est nommé médecin-auxiliaire au front. Anticipant la fin de la guerre, il demande alors à bénéficier de la relève des étudiants et revient à Paris, le 6 mai 1945, pour y reprendre ses études. Le 31 août 1945, il est démobilisé[1].

La liste de ses décorations pour actes de bravoure est très fournie : croix du combattant, commémorative « Tunisie » 42-43, commémorative « Italie » 43-44, médaille « Libération », médaille commémorative française de la guerre 39-45, médaille des services rendus à la France – Seconde Guerre mondiale, commémorative de « Rhin – Danube » – 1re armée française, médaille de la Fédération des combattants alliés en Europe, médaille de la Confédération européenne des anciens combattants et enfin médaille de la Reconnaissance de la nation.

Après la guerre, son activité dans la réserve est infatigable. Il entre avec le rang d'adjudant en 1946, à la Fédération nationale des associations des sous-officiers de réserve (FNASOR). Il a alors 25 ans et souhaite s'y perfectionner. Le 1er décembre 1952, il est promu sous-lieutenant, puis lieutenant, le 1er décembre 1956, et enfin capitaine, le 1er octobre 1961. En 1950, il devient membre du bureau national de la FNASOR dont il occupe jusqu'à sa vice-présidence. En 1951, il intègre la Fédération nationale des officiers de santé de réserve. Chargé de secrétariat, responsable de l'organisation de manifestations diverses depuis 1956, notamment de perfectionnement, et de congrès nationaux, conférencier des écoles de perfectionnement, membre fondateur de l'Association européenne des sous-officiers de réserve en 1963, il recrute également dans les régions. Il est membre du bureau national de la Confédération interarmées des associations des sous-officiers de réserve à partir de 1965. Son dévouement pour la défense nationale est sans limites[2]. Chaque année d'ailleurs, il reçoit des témoignages de satisfaction du ministre. De 1966 à 1974, il exerce en tant que praticien conventionné à l'hôpital Bégin. En 1967, il est élevé au rang de chevalier

---

[1] Famille Sebban, communication personnelle, Paris, 2011.

[2] Famille Sebban, communication personnelle, Paris, 2011.

dans l'Ordre national du mérite. Le 1er octobre 1969, il est promu au grade de commandant. En 1972, c'est la Légion d'honneur qui lui est remise pour services rendus à la nation. En 1976, il reçoit la médaille d'or des Services militaires volontaires dès sa première promotion. Le 1er octobre 1977, il est promu lieutenant-colonel, puis colonel, le 1er octobre 1984. Le 11 décembre 1977, il est élevé au rang d'officier dans l'Ordre national du mérite. En septembre 1983, il devient ainsi le président de la Fédération nationale des chirurgiens-dentistes de réserve. Il le demeure jusqu'en novembre 1985. En 1984, il passe officier de la Légion d'honneur, puis commandeur dans l'Ordre national du mérite en 1991. Pour son action, il reçoit aussi une distinction honorifique de la Pologne. Devenu commandeur de la Légion d'honneur, il en dirige pendant plus de 25 ans, le comité 2 du Val-de-Marne.

Charles Sebban, c'est donc 50 années sans interruption depuis 1942, de services actifs pour la défense nationale, aussi bien en temps de guerre que de paix. C'est aussi la médaille d'honneur du Service de santé des armées et le mérite militaire[1].

Revenu de la guerre, Charles entreprend de terminer ses études. Diplômé de la faculté de médecine de Paris en 1948, il passe les concours universitaires pour devenir professeur de dentisterie opératoire en 1967. Reçu, il participe pleinement à la transformation de l'École dentaire en Faculté de chirurgie dentaire de l'université Paris VII, en 1968. Il y dirige le département d'odontologie conservatrice. Par décret du président de la République en 1983, il devient logiquement professeur des universités et praticien hospitalier. En 1993, pour tout le travail accompli, il est élevé au rang de commandeur dans l'ordre des Palmes académiques[2].

Chargé de cours pendant 30 années, il est titulaire d'un doctorat d'État en chirurgie dentaire et d'un doctorat en sciences odontologiques. Après avoir siégé en tant que membre au conseil de la Faculté, il devient membre titulaire de l'Académie nationale de chirurgie dentaire en 1972 et président du Conseil national des universités en 1984.

[1] Famille Sebban, communication personnelle, Paris, 2011.
[2] Famille Sebban, communication personnelle, Paris, 2011.

De 1963 à 1966, il organise les Journées dentaires internationales de Paris. S'il exerce son art à l'hôpital Bégin, il en fait autant à l'hôpital Broca et à l'hôpital de la Collégiale de Paris. De 1958 à 1990 enfin, il est auteur d'environ 120 publications et communications.

Il a assumé au service des autres, des activités et des responsabilités « volontaires » revendiquées et bénévoles multiples, sur le plan professionnel, militaire et privé. Grand sportif, il est un ancien champion d'athlétisme du 100 m, du 200 m et du saut en longueur. Sa blessure de 1944 a mis un terme à ses performances. Ne voulant pas rompre le fil, il a créé un club de football. Son dévouement lui a valu de recevoir la médaille d'or de la Jeunesse et des Sports[1].

Remercié pour ses actes pendant la guerre, il a été fait citoyen d'honneur de nombreuses villes qui ont ainsi reconnu son mérite : Alfortville, Charenton-le-Pont, Maisons-Alfort, Saint-Maurice, Grimaud – Port Grimaud, etc.

« Je quitterai un jour ce monde en emportant avec moi, cette joie et ce sentiment intraduisible d'avoir, bien modestement, servi mes contemporains sous des formes diverses. (...) Qu'y a-t-il de plus louable que d'aider les autres ? Rien. »

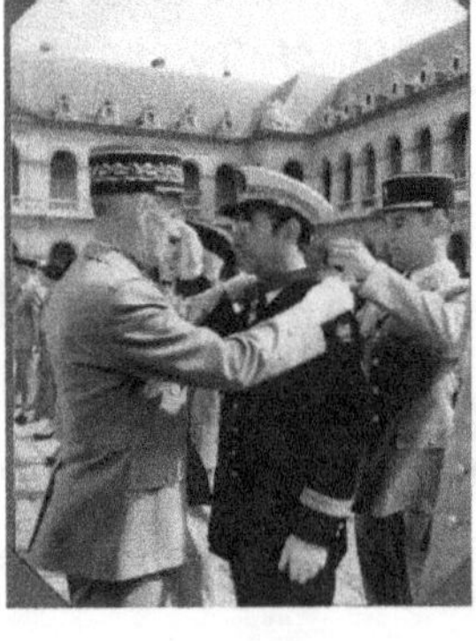

Remise à Charles Sebban[2], du cordon de commandeur dans l'Ordre national du mérite, aux Invalides, le 25 avril 1991.

[1] Famille Sebban, communication personnelle, Paris, 2011.
[2] Famille Sebban, communication personnelle, Paris, 2011.

Philippe Sassoon

Né le 3 juillet 1913, à Beyrouth au Liban, Philippe Sassoon[1] est un sujet britannique. Il est élevé au Caire, puis en Syrie, où il ne fréquente que des collèges français. Par la suite, il étudie la médecine et finit par ouvrir un cabinet dentaire à Beyrouth[2].

Résolument français de cœur, il décide au début 1941, de quitter son cabinet pour passer clandestinement à pied avec son frère, la frontière palestinienne pour rejoindre les Forces françaises libres. Arrivés en Syrie, les deux frères s'engagent à Damas, en juin 1941, comme légionnaires de 2e classe dans la 13e demi-brigade de la Légion étrangère.

Après la campagne de Syrie, les deux hommes sont affectés aux hôpitaux en qualité de chirurgien-dentiste et sont promus au grade de sous-lieutenant. Bientôt, ils sont séparés : Philippe reste dans la Légion et son frère rejoint le groupe de chasse Alsace[3].

Philippe Sassoon, devenu entre-temps médecin auxiliaire, se distingue en juin 1942, à Bir-Hakeim, où il seconde avec dévouement et un « absolu mépris du danger » le médecin du bataillon. Après Bir-Hakeim, il prend part avec son unité à la bataille d'El-Alamein, puis à la campagne de Tunisie en ambulance chirurgicale légère.

---

[1] Notice biographique du Musée de l'Ordre de la Libération reproduite avec l'aimable autorisation de son conservateur, M. Vladimir Trouplin.

[2] http://www.ordredelaliberation.fr, *Philippe Sassoon*, Paris, 2002 ; Trouplin Vladimir, *Dictionnaire des compagnons de la Libération*, Elytis (éd.), Bordeaux, 2010.

[3] http://www.ordredelaliberation.fr, *Philippe Sassoon*, Paris, 2002 ; Trouplin Vladimir, *Dictionnaire des compagnons de la Libération*, Elytis (éd.), Bordeaux, 2010.

Affecté au service médical de la 1re division française libre, il forme une équipe de brancardiers qu'il mène au feu en Italie, d'avril à juillet 1944, avant de débarquer en Provence, le 15 août, sur les plages de Cavalaire[1].

Le 22 août, au cours des violents combats de La Garde près de Toulon, alors que le bataillon d'infanterie de marine et du Pacifique est pris sous les feux des antichars et des armes automatiques allemandes, le lieutenant Sassoon entreprend lui-même, avec sa jeep, les évacuations des blessés et les premiers soins, donnant de nouveau la preuve de son exceptionnel courage.

Après la remontée en Alsace, le jeune dentiste est détaché sur le front de l'Atlantique avant de terminer la guerre dans les Alpes, pour la liquidation de l'armée de Kesselring. En 1946, Philippe Sassoon est démobilisé[2].

Ne pouvant exercer sa profession de dentiste dans la patrie de Voltaire, sans les diplômes français requis, il doit reprendre ses études à la Faculté de médecine de Paris. Il en sort avec le diplôme de chirurgien-dentiste en 1947.

En 1948, il obtient la nationalité française et peut ouvrir un cabinet dentaire à Toulon.

Philippe Sassoon est décédé à Sanary, dans le Var, le 13 décembre 1983. Il y est présentement inhumé.

Officier de la Légion d'honneur, il est devenu Compagnon de la Libération sur décret du 7 mars 1945. Il est aussi récipiendaire de la Croix de guerre 39/45 avec 4 citations[3].

---

[1] http://www.ordredelaliberation.fr, *Philippe Sassoon*, Paris, 2002 ; Trouplin Vladimir, *Dictionnaire des compagnons de la Libération*, Elytis (éd.), Bordeaux, 2010.

[2] http://www.ordredelaliberation.fr, *Philippe Sassoon*, Paris, 2002 ; Trouplin Vladimir, *Dictionnaire des compagnons de la Libération*, Elytis (éd.), Bordeaux, 2010.

[3] http://www.ordredelaliberation.fr, *Philippe Sassoon*, Paris, 2002 ; Trouplin Vladimir, *Dictionnaire des compagnons de la Libération*, Elytis (éd.), Bordeaux, 2010.

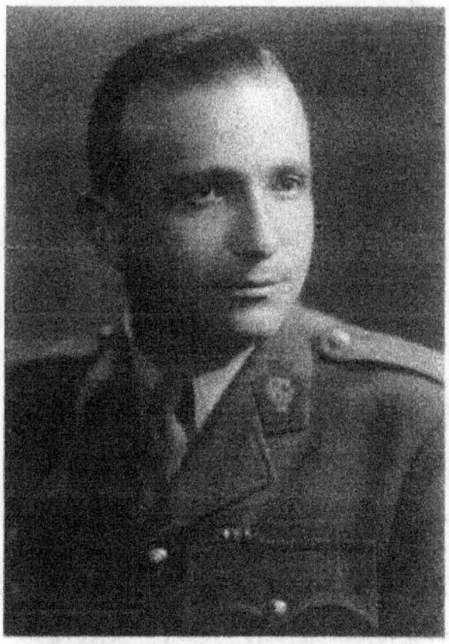

Philippe Sassoon[1].

[1] Musée de l'Ordre de la Libération, communication personnelle, Paris, 2011.

Suzanne Jannin

Suzanne Henriette Jannin est née le 28 juillet 1912 à Belleville-sur-Meuse. Après sa scolarité, Suzanne entame des études dentaires à Nancy.

En mai 1939, elle débute ses leçons de pilotage à l'école d'aviation de Nancy-Tomblaine. Elle obtient son brevet de pilote cette année-là.

Elle en sort diplômée le 17 juin 1939. En 1940, elle ouvre son cabinet dentaire à Verdun, au 36, rue de Rouyer. Le 12 juin 1940, l'évacuation générale est le mot d'ordre. Suzanne et sa mère se retrouvent seules. Elle ne retrouve son père que quelques semaines plus tard alors qu'elle regagne Verdun. Son frère a été fait prisonnier lors de l'invasion allemande[1].

Suzanne décide de rouvrir son cabinet dentaire. Ce dernier devient un des rouages de la Résistance à Verdun.

Son père meurt le 16 juin 1942. Suzanne doit gérer en plus de son cabinet l'affaire familiale qui fait le commerce du charbon. Ainsi, elle récupère une coupe de bois près de Tavannes où elle cache des ouvriers réfractaires au STO, des évadés, des agents de liaison[2].

En 1943, elle entre dans les FFI de la région C du département de la Meuse. Elle a le grade non officiel de lieutenant et le pseudo de Michèle. Elle est placée sous le commandement du colonel Grandval. Au début de l'année 1944, elle aide le maquis de l'Argonne où elle affiche un nouveau pseudo, celui du Dr Jourdan. Elle assiste le Dr Raymond François. Elle assure la correspondance entre l'état-major régional de la Résistance et les chefs

---

[1] Riaud Xavier, *Dentistes héroïques de la Seconde Guerre mondiale*, L'Harmattan (éd.), Collection Médecine à travers les siècles, Paris, 2011, 176 p.
[2] Maloire Albert, *Femmes dans la guerre*, Louvois (éd.), 1957.

du maquis de la Meuse. Elle loge, nourrit et habille les parachutistes anglais et américains qu'elle aide à franchir la frontière suisse[1].

Son cabinet devient une plaque tournante. Il est prospère et voit beaucoup de passages qui lui facilitent la communication de renseignements, le transport d'armes et de munitions pour le maquis. Elle conçoit des tampons officiels du Reich grâce à son matériel à empreintes dentaires. La veille de la Libération, elle apprend qu'elle est dénoncée. Notre dentiste prend son sac et une trousse d'instruments dentaires et part[2].

En 1944, le 150e régiment d'infanterie la prend pour marraine.

Le 24 décembre de cette même année, les corps de 16 résistants exécutés sont découverts dans une fosse commune à Tavannes. Profitant de ses connaissances, elle entreprend de les identifier, aidée en cela par le Dr François. Le 1er septembre 1944, elle est nommée officiellement lieutenant. Le 1er janvier 1945, elle est mutée dans les Auxiliaires féminines de l'armée de terre. Elle en prend la direction rapidement. Le 150e régiment lui octroie un véhicule qui lui permet de gagner l'Allemagne. Là, elle se procure 9 voitures de plus avec lesquels elle ramène des prisonniers français. Elle va ainsi libérer son frère. Du 6 mai au 15 août 1945, elle parvient à convoyer 650 prisonniers dans 38 nouveaux véhicules jusqu'en France. Elle traverse l'Allemagne de part en part à cette occasion.

Elle reçoit la Croix de guerre avec citation le 31 janvier 1945, la médaille de la Résistance le 23 octobre 1945. Elle a reçu aussi à l'issue de la Seconde Guerre mondiale la Croix du combattant, la Croix du combattant volontaire de la Résistance, la médaille commémorative de la guerre 1939/1945.

En 1948, elle prend la présidence de l'aéro-club de Verdun. Cette année-là, elle passe son brevet militaire de pilote sur planeur[3].

---

[1] Maloire Albert, *Femmes dans la guerre*, Louvois (éd.), 1957.

[2] Riaud Xavier, *Dentistes héroïques de la Seconde Guerre mondiale*, L'Harmattan (éd.), Collection Médecine à travers les siècles, Paris, 2011, 176 p.

[3] Riaud Xavier, *Dentistes héroïques de la Seconde Guerre mondiale*, L'Harmattan (éd.), Collection Médecine à travers les siècles, Paris, 2011, 176 p.

Dans le même temps, elle vend son cabinet dentaire de Verdun et déménage boulevard Magenta à Paris. Elle souhaite s'adonner à sa véritable passion : l'aviation. Elle pilote à l'école de Saint-Yan et à celle de Challes-les-Eaux.

En 1950, les Français sont très impliqués dans la guerre d'Indochine. Suzanne veut s'engager en tant que pilote, mais elle essuie un refus. En 1951, elle devient chirurgien-dentiste avec le grade de capitaine dans le Corps des auxiliaires féminines d'administration en Extrême-Orient. Pour raisons administratives et sur avis du général Chassin, Suzanne est rapatriée en France le 9 novembre 1952. Le 11 mars 1953, elle signe un engagement de deux ans pour servir dans le personnel féminin de l'armée de l'air. Le 6 avril 1953, elle est détachée auprès de l'ELA 52 à Thann-Son-Nhut. Pour pouvoir piloter, elle doit accepter d'être rétrogradée au grade de caporal-chef, ce qu'elle fait. Elle peut ainsi piloter un Storch-Morane 500 Criquet. Elle volera près de 380 heures et assure 290 sorties. On lui compte 85 missions de guerre pendant l'Indochine[1].

Elle revient en France en 1954. Elle est détachée au ministère de l'Air en tant que dentiste. Elle rejoint le centre de Saclay, puis celui de Châtillon. Elle quitte définitivement l'armée en 1957. Elle se consacre alors entièrement à son cabinet dentaire parisien[2]. Elle est faite chevalier de la Légion d'honneur le 21 novembre 1955, elle reçoit la Croix de guerre de Théâtres d'opérations extérieures avec palmes, la médaille commémorative de la campagne d'Indochine, la médaille du Service de santé des armées, la médaille coloniale le 25 janvier 1954 et la médaille de l'aéronautique le 15 juillet 1955. Le 10 décembre 1974, elle est élevée au rang de chevalier dans l'Ordre national du Mérite. Elle meurt le 10 juillet 1982 à Lille. Elle a alors 69 ans[3].

---

[1] Maloire Albert, *Femmes dans la guerre*, Louvois (éd.), 1957.

[2] Maloire Albert, *Femmes dans la guerre*, Louvois (éd.), 1957.

[3] Riaud Xavier, *Dentistes héroïques de la Seconde Guerre mondiale*, L'Harmattan (éd.), Collection Médecine à travers les siècles, Paris, 2011, 176 p.

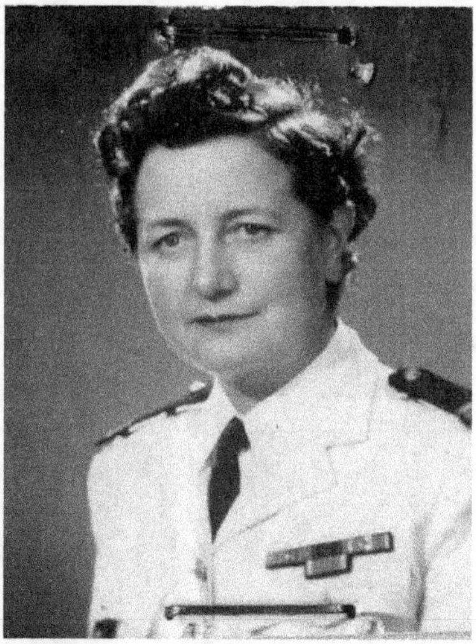

Suzanne Jannin (1912-1982)[1].

[1] Ministère des Armées, Service historique de la Défense/CHA Vincennes, cote DE 2013 ZL4/393 et GR 16 P 306326.

URGENT MODÈLE

6e RÉGION MILITAIRE
COMMISSION DÉPARTEMENTALE de la Meuse
COMMISSION RÉGIONALE de NANCY
PRÉSIDENT de la Commission Régionale Lt-Col Pierret-Gérard
Case à remplir par l'Autorité militaire

CATÉGORIES
A C
B
C

Décorés
Blessés
Posthumes
Déportés

HOMOLOGATION de GRADE F. F. I.

CERTIFICAT D'APPARTENANCE

NOM : JANNIN PRÉNOMS : Suzanne Henriette

PSEUDONYMES SUCCESSIFS : Michèle

DATE ET LIEU DE NAISSANCE : [illegible] 1912 [illegible] NATIONALITÉ : française

ADRESSE ACTUELLE DE L'INTÉRESSÉ : [35 rue des Rouyers Verdun (Meuse)] et [50 bd Magenta Paris X]

PROFESSION / TITRES UNIVERSITAIRES / ÉCOLES MILITAIRES / GRADE au 1er Juin 1940 : Chirurgien Dentiste. Lauréate de la Faculté de Médecine de Nancy

DERNIER GRADE : ACTIVE Lieutenant FFI pendant la résistance. RÉSERVE maintenue dans le grade fictif de [illegible] 15-11-46 ; RANG DU / ARME ou SERVICE

ÉTAT SUCCINT DES OCCUPATIONS LÉGALES — A TITRE CIVIL OU MILITAIRE DE JUIN 40 A LA LIBÉRATION

Pour les CIVILS, indiquer les domiciles, adresses professionnelles, employeurs successifs. Pour les MILITAIRES, donner les différentes affectations, nominations, fonctions. Pour les prisonniers de guerre, indiquer le nom de l'oflag ou du stalag, la date et le motif du rapatriement. Indiquer s'il y a lieu la date à laquelle vous avez renoncé à la vie familiale, aux occupations légales.	DATES
Installée Chirurgien Dentiste à Verdun (Meuse) : 35 rue des Rouyers. · Chef du service médical FFI du Département de la Meuse sous les ordres de [illegible] de Nancy, et du Cdt Grandval chef régional de la Région C. · Aide aux Réfractaires, prisonniers, parachutistes, [illegible] jusqu'à la frontière [illegible] depuis Verdun. · Transmission de renseignements militaires. · Transport de documents, armes et munitions. · Fabrication de faux cachets et fausses cartes d'identité. · [illegible]	Depuis le début de l'année 1942 jusqu'à la Libération. S'est occupée dès Juillet 40, date de son retour à Verdun, de faire évader des prisonniers internés à [illegible] par les Allemands.

Remplir ensuite les PAGES 2 et 3, pour les POSTHUMES et DÉPORTÉS les pages 5 et 6. Joindre toutes les ATTESTATIONS (ou copies certifiées conformes) en votre possession mais remplir de toute façon le Questionnaire.

— 4 —

IV — SERVICES effectués après la libération, indiquer l'affectation [illegible] les emplois civils ou militaires jusqu'au 15 OCTOBRE 1944 au moins. [illegible] les unités d'affectation jusqu'à la démobilisation, pour faciliter la mise à jour des états de Service le cas échéant.

À mon compte personnel, je suis allée en Allemagne (zone occupée par les Américains) chercher 850 prisonniers et 30 véhicules que j'ai remis au Cdt Grandval à Nancy alors chef de la 20e Région et 8 véhicules remis au département de la Meuse (Domaines).
- membre du C.D.L.
- a fondé l'Aéro-Club de Verdun et l'aérodrome en qualité de Président de l'Aéro-Club

V — SIGNATURE DE L'INTÉRESSÉ :
ou de l'ayant-cause ou de l'autorité ayant rempli le présent dossier

à Verdun le 12 Février 1951

Nom : JANNIN Suzanne.
Qualité : Chirurgien Dentiste

S. Jannin

AVIS DE LA COMMISSION DÉPARTEMENTALE OU DE LA SOUS-COMMISSION RÉGIONALE
avis favorable pour RIF jusqu'au 31-12-42
favorable pour le C.A. du 1er janvier 1943 au 1-9-44

LES MEMBRES

LE PRÉSIDENT

AVIS OU DÉCISION DE LA COMMISSION RÉGIONALE DE LA 6e RÉGION

Favorable pour le C.A. du 1-1-43 au 1-9-44

Membre	Membre	Membre	Le Vice-Président
Le Lieut. FLEUROT	S/Lieut. MOULINET	Cdt. THEVENON	Colonel DE PREVAL
A. S.	F. T. P. F.	O. C. M.	O. R. A.
Représentant le Général	ALTMAYER R. I. F.	GROSSE R. I. F.	Le Président : Lieut.-Col. PIERRET-GERARD C. D. L. R.

CASE RÉSERVÉE

Ministère de la Défense, Service historique de la Défense/
CHA Vincennes, cote DE 2013 ZL4/393 et GR 16 P 306326

Une multitude…

1/ Jean Alfred Dangoumau (1913-1944)

Né le 22 janvier 1913 à Caupenne dans les Landes, il est exécuté sommairement le 12 juillet 1944 près du moulin du Clauzon à Lahosse dans les Landes. Il est chirurgien-dentiste et membre du groupe FFI-SOE de Mugron[1].

Fils de Jean-Baptiste Dangoumau et de Anne Deyres, Jean Dangoumau est divorcé et a un enfant. Entré dans le groupe de résistants de Mugron, le 1er juin 1944, il gagne le maquis le 6 juin 1944. Devant régler des affaires pressantes, il rentre du maquis et est arrêté durant son sommeil, à son domicile à Mugron, par la police allemande, le 8 juillet 1944. Dix-neuf personnes au total sont arrêtées. Après une vérification d'identité et des interrogatoires sommaires, dix personnes sont relâchées. Les neuf autres sont transférées à Montfort dans les Landes et maintenues en garde à vue. Jean Dangoumau en fait partie. Torturé, il refuse de parler et est conduit, avec les autres, dans un petit bois près du moulin du Clauzon de Lahosse où ils ont dû creuser leur propre tombe avant d'être fusillés.

Les noms de ces hommes figurent sur des stèles érigées en 1946 en leur mémoire sur le lieu même de leur exécution. L'espace a été par la suite réaménagé et transformé en site du souvenir comme

[1] http://fusilles-40-44.maitron.fr, « Jean, Alfred, Dangoumau », 2007-2020. Avec l'aimable autorisation des responsables du site, Mrs Claude Pennetier et Dominique Tantin.

symbole et mémoire de la Résistance et de la Déportation du canton de Mugron[1]. Il a été inauguré le 12 juillet 2003.

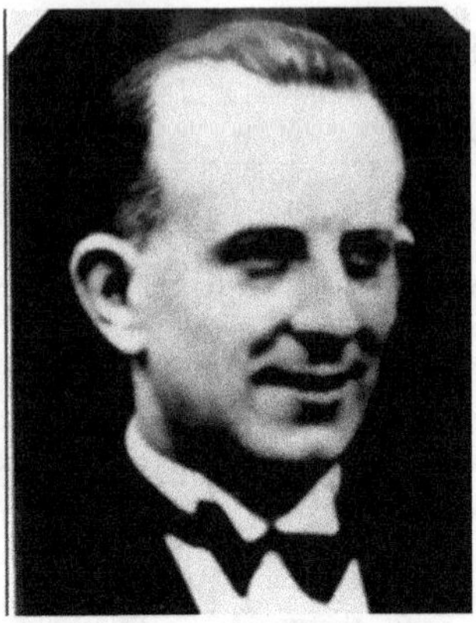

M. Jean Dangoumau (1913-1944).

2/ Albert Catz (1911-1944)[2]

Albert Catz est le fils de Michel Catz, horloger, et de Rosa Feller. Il est né le 17 novembre 1911, au domicile de ses parents, 50 rue Rambuteau, dans le IIIe arrondissement de Paris. Le 16 janvier 1936, il se marie à Paris, avec Jacqueline, Lisette Lévy. Son mariage religieux a lieu le 19 janvier 1936 à la synagogue de la rue Chasselout-Laubat à Paris, dans le XVe arrondissement. Son fils naît en 1938. Avant la guerre, Albert Catz est chirurgien-dentiste et demeure à Troyes, dans l'Aube, 1, rue du petit Credo. Pendant la guerre, les Catz se réfugient à Nyons, dans la Drôme. À la suite d'une opération menée par le maquis contre des collaborateurs de Nyons, Albert Catz, craignant des représailles, conduit sa famille

---

[1] http://fusilles-40-44.maitron.fr, « Jean, Alfred, Dangoumau », 2007-2020. Avec l'aimable autorisation des responsables du site, Mrs Claude Pennetier et Dominique Tantin.

[2] http://fusilles-40-44.maitron.fr, « Catz Albert », 2007-2020.
Avec l'aimable autorisation des responsables du site, Mrs Claude Pennetier et Dominique Tantin.
Cote AC 21 P 434088, DAVCC, ministère de la Défense, Caen.

à Valence, dans la Drôme, au début du mois de juin 1944. Les Catz s'installent à l'hôtel de la Croix d'Or. C'est devant cet établissement qu'Albert Catz est arrêté le 7 juin 1944 à 11 heures du matin par des miliciens et peut-être par des hommes de la Gestapo. D'après sa femme, il est dénoncé pour ses activités dans la Résistance, mais c'est vraisemblablement en tant que juif qu'il est appréhendé. Albert Catz est interné le 8 juin à la prison de Montluc de Lyon, dans la « baraque aux Juifs ».

Le 14 août 1944 ont lieu des bombardements sur la base aérienne de Bron. Devant l'ampleur des dégâts, les Allemands décident de faire travailler sur le camp d'aviation des détenus juifs de la prison de Montluc.

Le 17 août, à 9 heures du matin, 50 prisonniers sont extraits « sans bagage » de la « baraque aux Juifs ». Le gardien Wittmayer fait l'appel et, à la dernière minute, les Allemands remplacent deux catholiques par des Juifs. Ils sont embarqués sur trois camions gardés par des soldats allemands armés de mitraillettes, puis amenés sur le champ d'aviation de Bron. À Bron, les prisonniers sont répartis par groupes de trois et contraints de rechercher, d'extraire et de désamorcer des bombes non éclatées. Vers midi, ils sont dirigés près d'un hangar pour déjeuner. L'un des détenus en profite pour s'évader. Après des menaces de représailles et de vaines recherches, les soldats allemands conduisent les 49 détenus sur le chantier pour reprendre le travail. À 18h30 (…), un major allemand donne l'ordre de les amener sur un autre chantier. Les 49 détenus sont conduits près de trois trous d'obus au-dessus desquels ils sont exécutés par balles. Les corps sont ensuite recouverts de terre et de gravats. (…) En septembre 1944, cinq charniers sont découverts sur le terrain d'aviation de Bron. Le corps d'Albert Catz est retrouvé le 4 octobre dans le charnier E, situé entre les charniers C et D et contenant 26 cadavres[1]. D'après le rapport du

---

[1] http://fusilles-40-44.maitron.fr, « Catz Albert », 2007-2020.
Avec l'aimable autorisation des responsables du site, Mrs Claude Pennetier et Dominique Tantin.
Le 18 août, 23 détenus juifs de Montluc sont également exécutés au même endroit et de la même façon, ce qui porte le nombre total de victimes à 72 victimes.
Cote AC 21 P 434088, DAVCC, ministère de la Défense, Caen.

médecin légiste, il a été tué d'une balle dans la tête. Grâce au témoignage du seul rescapé de l'exécution du 17 août, Albert Catz a fait vraisemblablement partie du groupe des 49 exécutés du 17 août 1944. Son corps est décrit comme suit : 1m80, *« cheveux châtains, avec front largement dégagé »*. D'abord enregistré sous le numéro 89, Albert Catz est identifié le 5 octobre 1944 par sa belle-mère, Marguerite Lévy. Son corps est inhumé au cimetière communal de Bron, dans le carré des fusillés. Il obtient la mention « Mort pour la France » en 1952 et le titre d'interné politique en 1953.

3/ Louis Gabriel Cabanette (1906-1944)[1]

Louis naît le 2 février 1906 à Nouméa, en Nouvelle-Calédonie. Son père est Jean Cabanette et sa mère, Marie-Louise Jeannin. Il entre dans la Résistance en 1942 et fait partie de l'armée secrète dès sa formation en décembre 1942.

Il est marié sans enfant. Il s'occupe du ravitaillement des premiers maquis, assure les transports et distribue des tracts de propagande.

Il réside avenue de Brazza, à Marvejols, en Lozère, au moment de son arrestation. Il porte alors le nom de Chabrol. Du 1er août 1943 au 30 août 1943, il rejoint le maquis de Bonnecombe. Il est arrêté le 30 août 1943, par la Gestapo, au château de Saint-Lambert à Marvejols. Il participe à une réunion des chefs de maquis. Il est considéré alors comme réfractaire au travail obligatoire. Cinq personnes sont arrêtées, trois s'échappent. Il est torturé, mais ne prononce pas un mot pendant son interrogatoire.

Il est interné du 30 août 1943 au 15 septembre 1943 à la prison militaire de Montpellier. Du 15 septembre au 27 octobre 1943, il est enfermé au stalag 122 à Compiègne. Il est déporté du 28 octobre 1943 au 6 janvier 1944, date de sa mort à Buchenwald suite aux mauvais traitements reçus. Il a alors le numéro de matricule 31264. *« Arrivé à Buchenwald, il est présenté au*

[1] Cote AC 21 P 432182, DAVCC, ministère de la Défense, Caen.

dentiste SS du camp qui est prêt à le recruter pour le cabinet dentaire du camp. La demande de mutation doit suivre son cours jusqu'à Berlin. Les délais de réponse sont longs. En attendant, Louis travaille dans un kommando. Il charge du charbon, ramasse du bois..., mais surtout, il souffre du froid, car l'hiver est très virulent. Présenté une première fois à l'infirmerie, il est rejeté par les infirmiers qui estiment qu'il n'est pas si malade que ça. Toutefois, Louis souffre, ne va pas bien. Son moral baisse. Muté vers un kommando moins dur, son état s'aggrave. Il finit par entrer à l'infirmerie du camp atteint d'une pneumonie. C'est là qu'il trouve la mort[1]. »

Il est fait capitaine des Forces françaises de l'Intérieur (FFI) à titre posthume le 24 janvier 1946. Il reçoit aussi la mention « Mort pour la France » ce même jour.

Il est élevé au grade de chevalier de la Légion d'honneur avec attribution de la Croix de guerre avec palme pour fait de guerre (J. O. du 08/10/1947) par le président de la République Vincent Auriol.

Sa nomination comporte l'éloge suivant : *« A toujours donné l'exemple, d'un courage calme et d'une foi vive en la victoire ». « Restera une belle figure de la Résistance. »*

Il a reçu la médaille de la Résistance n° 1172.C4 (24/05/1949).

Il est décrit ainsi : 1,72 m ; visage ovale ; nez moyen, yeux gris-vert ; cheveux châtains, légèrement gris aux tempes ; teint ordinaire. Il a une fracture ancienne et une cicatrice à la clavicule. Il porte des lunettes. De même, il présente une vieille cicatrice à la cuisse droite.

---

[1] Cote AC 21 P 432182, DAVCC, ministère de la Défense, Caen.
Témoignage de Marcel Haeffelé, étudiant en chirurgie dentaire, compagnon de déportation à Buchenwald de Louis Cabanette, daté du 12 janvier 1946.

4/ Marie-Louise Wittmann, épouse Georges (1902-1945)[1]

Elle naît à Paris, dans le IIe arrondissement, le 21 mars 1902. Son père est Conrad Wittmann et sa mère, Marie-Henriette Cattant. Elle habite au 152, avenue Édouard Vaillant à Boulogne-sur-Seine[2] au moment de son arrestation. Elle est chirurgien-dentiste. Elle se marie le 7 décembre 1940 avec Albert Eugène Georges. Le couple serait divorcé comme le stipule le Bulletin de mariage de la mairie du IIe arrondissement de Paris, enregistré à la Préfecture de Paris, le 26 avril 1949. C'est la Gestapo qui vient la chercher à son domicile, le 27 juin 1944. Elle était entrée en Résistance le 15 septembre 1942. Elle a alors intégré le réseau Turma-Vengeance, puis elle en rejoint un autre, Marie-Odile, où elle porte le nom Lorraine. Après son interpellation, elle est aussitôt emprisonnée à Fresnes. Elle quitte la France pour la déportation le 15 août 1944. Ce sera tout d'abord Ravensbrück, puis Bergen-Belsen où elle disparaît le 22 avril 1945. Au moment de son départ en Allemagne, il est considéré qu'elle a le grade de sous-lieutenant des Forces françaises combattantes. Son action dans la Résistance : héberger des parachutistes. À titre posthume, elle a reçu la Croix de guerre avec palme pour fait de Résistance le 10 juillet 1946. De même, une citation à l'ordre de l'armée à titre posthume lui est décernée le même jour. *« Résistante de la première heure, a organisé un service de renseignements et fournit de nombreux renseignements. A continué son activité malgré les recherches dont elle était l'objet. Arrêtée par la Gestapo, n'a, malgré des interrogatoires sévères, rien dévoilé des secrets dont elle était dépositaire. Belle figure de Résistante, qui a par son courage sauvé de nombreux éléments de l'arrestation. Morte pour la France le 22 avril 1945 au camp de Belsen. »* Un jugement rendu par le tribunal civil de la Seine le 18 mars 1955 la considère officiellement morte le 10 juin 1955 (extrait du registre de

---

[1] Cote AC 21 P 454854, DAVCC, ministère de la Défense, Caen.

[2] Un autre document dans le même dossier certifie qu'au moment de son arrestation, Marie-Louise habite 52, avenue du Gal Leclerc à Boulogne-sur-Seine.

transcription de décès de la mairie de Boulogne-Billancourt). La mention « Mort pour la France » est apposée sur son dossier.

5/ Gabriel Charles Grapin (1889-1945)[1]

Gabriel Charles Denis Grapin est né le 28 mai 1889 à Clermont-Ferrand. Il est le fils de Charles Grapin et de Célestine Marie Gaumard. C'est un dentiste français. Il habite au 92, rue Jouffroy dans le XVIIe arrondissement de Paris. Il a été cité à l'ordre du régiment n° 276 le 12 décembre 1918. Il est titulaire de la Croix de guerre 1914-1918 avec une étoile de bronze. Il est marié à Andréa Joséphine Carpentras, épouse Grapin, le 8 octobre 1932. Son nom dans la Résistance est Gaby. Il appartient au réseau Samson et y figure comme Agent P2 dès le 21 juillet 1942. Un agent P2 est un agent de renseignements ou un officier responsable qui travaille en permanence pour la Résistance. Il a transmis des renseignements relatifs à des dépôts d'armes, il a fait soigner des blessés alliés et les a aidés à rejoindre leurs pays. Il est arrêté à son domicile le 24 mai 1944, par la Gestapo qui effectue une perquisition de 21h30 à 23h30. Son domicile est au rez-de-chaussée de l'immeuble. Grapin est accusé par les agents allemands d'intelligence avec l'ennemi. Sa belle-mère, Henriette Carpentras, qui vit chez lui et dont il a la charge, et son épouse sont arrêtées également, puis relâchées. Il est emmené, ainsi que ses proches, au 84, avenue Foch à Paris. Le même jour, il est emprisonné à Fresnes, puis, quelques jours après, à Compiègne jusqu'au 13 août. Il part en déportation le 14 août 1944 et se retrouve au camp de Buchenwald, en Allemagne, le 20 août 1944. Il y reçoit le numéro de matricule 78116. Il est décédé à Ellrich, kommando de Buchenwald, le 2 janvier 1945 (avis de décès officiel n° 591 874 A3). Ce kommando est voisin de celui de Dora où sont fabriqués les V1 et les V2. Le 16 février 1949, le préfet de Paris, après consultation de la Commission départementale de contrôle des prisonniers, déportés politiques, déportés du travail et du Comité départemental de Libération, donne un avis favorable

[1] Cote AC 21 P 458296, DAVCC, ministère de la Défense, Caen.

quant à l'attribution de la mention « Mort pour la France » à Gabriel Grapin.

6/ Ernest Auguste Geoffroy Tappert (1988-1944)[1]

Ernest Tappert est né le 30 mars 1888, à Grünkirch, en Allemagne. Il est de nationalité française. Chirurgien-dentiste, il exerce à Sarreguemines et est marié avec deux enfants. Il est arrêté par la Gestapo, le 18 septembre 1944, pour propagande antinazie et pour avoir fait passer la frontière franco-allemande à des prisonniers, et des réfractaires à la Wehrmacht. Sans appartenance à un mouvement précis, il est entré en Résistance à partir du 1er janvier 1944. Du 18 septembre 1944 au 16 octobre 1944, il est incarcéré à la maison d'arrêt de Sarreguemines, puis est transféré à Neue Bremm, camp de torture de la Gestapo à Sarrebruck, en Allemagne, où sont regroupés les Résistants devant être « brisés ». Il est mort en déportation au camp de concentration de Dachau, en Allemagne, le 18 décembre 1944. Son corps n'a pas été rapatrié. Sa femme Marguerite est également arrêtée pour les mêmes motifs que son mari, mais elle survit à la guerre. Un arrêté du 19 juillet 1999 autorise l'apposition de la mention « Mort en déportation » sur tous les documents concernant une série de Français morts dans les camps de concentration, dont Ernest Tappert. Il a reçu aussi la mention « Mort pour la France » et le grade posthume de sergent dans l'armée française par décision ministérielle du 13 décembre 1950, avec certificat d'appartenance à la Résistance intérieure française.

7/ Georges Lesage (1888-1944)

Dentiste et conseiller municipal SFIO de Clermont (Oise), il est arrêté le 30 mars 1944 avec Guy Sentelles, un mécanicien-dentiste réfractaire au STO que Lesage hébergeait. Faisant partie du

[1] Cote GR 16P 561909, Service historique de la Défense, ministère des Armées, Vincennes.

mouvement de Résistance Libé-Nord, il agit essentiellement dans l'Oise. Il est déporté à Buchenwald le 22 août 1944. Il aurait été abattu lors de l'évacuation du camp d'Oberaudenhain le 17 avril[1].

8/ Edmond Menu (et non pas Maurice ou encore Édouard) (1896-1944)

Dentiste exerçant au Mans, ses actes de Résistance le conduisent à agir essentiellement dans la Sarthe[2]. Il est arrêté le 9 octobre 1941. Il est emprisonné à la prison de Fresne, puis déporté à Gross-Rosen. Il y décède le 23 novembre 1944.

9/ Jacques Desprez ou Déprez (17/07/1909-1945)

Originaire de l'Aisne, il est déporté pour actes de résistance. Le 4 septembre 1943, il est le premier professionnel de santé français à arriver à Dora, camp de concentration annexe de Buchenwald où on fabrique les bombes volantes V1 et les V2. Il fait partie du convoi français des « 20 000 ». Parlant l'allemand couramment, ce qui lui sera d'une aide précieuse, et dentiste de profession, il y dirige le cabinet dentaire du camp. Son poste privilégié lui permet de sauver des vies[3]. Il fait notamment entrer Jean Michel, un ingénieur compatriote, au cabinet dentaire du camp. Il lui apprend les rudiments de la dentisterie. En février 1944, il quitte Dora pour le kommando de Harzungen, une annexe de Dora, où il retrouve son frère Georges. Tous deux y officient en tant que médecins depuis l'ouverture du camp jusqu'à son évacuation sur Bergen-Belsen, camp mouroir, où malgré tout il exerce encore en tant que médecin avec son frère Georges qui survit quant à lui aux camps. C'est là que Jacques disparaît en 1945.

---

[1] www.museedelaresistanceenligne.org, Fondation de la Résistance, 2010-2013 ; www.resistance60.fr, Résistance 60, Noyon.

[2] www.museedelaresistanceenligne.org, Fondation de la Résistance, 2010-2013.

[3] Sellier André & Neufeld Michael, *A History of the Dora Camp*, Ivan R. Dee Inc., Chicago, 2003, p. 198.

10/ Armand Rosenthal (1901-1944)…

…porte le même prénom que son grand-père, décédé un mois avant sa naissance. Armand Rosenthal (1845-1901) est dentiste à Strasbourg[1]. Il quitte la ville, suite à l'annexion allemande, en 1871, pour rejoindre Nancy. Quand, en 1901, sous l'impulsion du doyen de la Faculté de médecine Frédéric Gross (1844-1927), il est décidé de créer l'Institut dentaire de la Faculté de médecine de Nancy, Armand Rosenthal est choisi pour en devenir le premier directeur. Suite à son décès prématuré, c'est son fils, René Rosenthal (1870-1937), qui lui succède cette même année. Son petit-fils, Armand, devient à son tour directeur de l'Institut dentaire de Nancy en 1936. Armand Rosenthal est juif. Sur ce seul motif, le 28 juin 1941, une note du ministère des Finances lui ordonne de quitter ses fonctions et, le 7 juillet, les chèques postaux refusent de lui virer son salaire de directeur de l'Institut dentaire. Il choisit alors la Résistance et rejoint le maquis du Vercors[2]. Il s'implique dans l'hôpital du maquis. Face à la menace allemande grandissante, l'état-major décide de replier l'hôpital militaire de Saint-Martin et ses malades à l'entrée de la grotte de la Luire, à Saint-Agnan-en-Vercors. Le 27 juillet 1944, les Allemands atteignent la grotte. Ils massacrent tout le monde, le soir et les jours suivants. Parmi les blessés et les soignants, Armand Rosenthal est abattu vraisemblablement à proximité de la grotte, peu après l'arrivée des nazis[3].

---

[1] Westphal A., « Les débuts de l'enseignement dentaire public à Nancy après la loi Brouardel de 1892 », in *Actes de la Société française d'histoire de l'art dentaire*. 2008 ; (13) : 44-47, www.biusante.parisdescartes.fr.

[2] Westphal A., « Armand, René et Armand Rosenthal : une famille au service de l'Institut dentaire de la faculté de médecine de Nancy. », in *Actes de la Société française d'histoire de l'art dentaire*, 2012 ; (17) : 36-40, www.biusante.parisdescartes.fr.

[3] Serre R., « Blessés et soignants de l'hôpital de la grotte de la Luire. Contexte historique », in *Fondation de la Résistance, http://museedelaresistanceenligne.org/media581-BlessA#fiche-tab*, 2013.

René Bichelot

René Bichelot naît le 9 janvier 1922. Élevé au Prytanée militaire de La Flèche, alors replié à Valence, il s'en évade le 17 novembre 1940 pour tenter de rejoindre l'Angleterre. Mais, les circonstances font qu'il s'arrête en Bretagne d'où il est originaire. Il s'inscrit à l'école dentaire de Rennes et bientôt participe à la mise en place et aux premiers développements de ce qui, à l'arrivée de François Vallée « Oscar », devient le réseau Parson. Recherché par la Gestapo, il réussit à passer à Londres par voie maritime. Il y arrive le 2 décembre 1943 et devient Raymond Bachelier. Il est envoyé à l'entraînement et est parachuté dans le Jura, le 7 mai 1944, pour assister le chef du réseau Scholar. De retour à Londres en fin de mission, il se fait affecter à la Force 136, part pour l'Inde et est parachuté, en juin 1945, dans la jungle du Laos et de la Birmanie où il « tient » pendant près d'un an. Il rejoint ensuite les forces françaises et prend successivement le commandement des nageurs de combat. Sa carrière se poursuit en Afrique, où il sert pendant 29 ans. Il meurt le 27 mai 2004, à Bandol, où il réside[1].

Bichelot a reçu notamment la Military Cross du Royaume-Uni, la Légion d'honneur, la Médaille de la Résistance, la Croix de guerre 1939-1945…

[1] Dictionnaire.sensagent.leparisien.fr, *René Bichelot*, 2017.

Michel Thoraval

Michel Thoraval naît en 1921. Il a été recruté par Paul Paillole en 1942, lors d'un passage à Londres, après qu'il se soit évadé de prisons en Espagne[1]. *« Plus jeune, j'avais rêvé des prouesses des agents du 2ᵉ Bureau »*, confie-t-il. C'est donc presque naturellement qu'il s'est mis en contact avec l'Intelligence Service britannique, puis avec les Services spéciaux français.

Sur le sol anglais, Michel Thoraval commence par suivre une formation de parachutiste à Ringway. Il s'entraîne à se dissimuler en milieu hostile, il se forme à tous les modes d'action clandestine en vue d'être envoyé sur le sol français en mission et se familiarise avec la technique du « pick up », qui consiste à faire atterrir et décoller de nuit, sur un terrain de fortune en France, un avion destiné à assurer le transport de passagers clandestins, et de courrier confidentiel[2].

Il s'est illustré par plusieurs missions aéroportées en France pour, notamment, établir des liaisons radio entre les différents mouvements de la Résistance et faire quitter l'Hexagone par avion aux officiers en rupture avec Vichy. Ce Breton, qui a résisté d'abord à Saint-Brieuc et est devenu dentiste après la guerre, tient à rappeler *« le sacrifice des nombreux camarades »* avant de narrer par le menu ses aventures aussi extraordinaires que dangereuses.

De ses missions, il se rappelle surtout de son premier largage en solitaire par un Halifax, le 19 janvier 1943, près d'Issoire (Puy-de-Dôme), avec du matériel de transmission.

---

[1] Cf. Fouchet Antoine, « Espions et résistants, ils ont aussi libéré la France », in *La Croix*, 15/10/2004.
[2] Cf. www.aassdn.org, *Archives de l'AASSDN – Michel Thoraval*, sans date.

Récupéré par un Lysander, le 18 février, il rejoint Londres avec d'importants documents à remettre au commandant Paillole qui se trouve à Alger. Ce dernier les reçoit 5 jours plus tard.

En avril, Thoraval est parachuté de nouveau sur Issoire : il doit apporter des fonds et deux postes radio, organiser deux pick up de personnalités importantes, et réaliser l'évasion du général Georges qui est attendu à Alger par Winston Churchill lui-même. Cette mission est accomplie brillamment le 18 mai, *« dans des conditions rocambolesques, un moteur de l'avion s'étant mis à flancher... »*

En juillet 1944, il débarque en Normandie comme officier de liaison. Arrivé à Courseulles, il entre en relation avec les organisations de renseignement, de contre-espionnage et de résistance qu'il supervise sur Rennes, puis sur Perpignan.

À la fin de la guerre, il quitte l'armée et reprend ses études pour devenir chirurgien-dentiste.

Maurice Thoraval a été fait officier de la Légion d'honneur. Il a reçu la Croix de Guerre 39-45 avec trois citations à l'ordre de l'armée. Il lui a été aussi décerné la médaille de la Résistance[1]. Il meurt en 2006.

---

[1] Cf. www.aassdn.org, *Archives de l'AASSDN – Michel Thoraval*, sans date.

Daniel Chailleux

Daniel Chailleux naît en 1922. Il fera des études dentaires après la guerre qui l'amèneront à siéger jusqu'au Conseil national de l'Ordre des chirurgiens-dentistes. Officier de la Légion d'honneur, il a reçu aussi la médaille des engagés volontaires, la Croix du combattant, la Croix du combattant volontaire de la Résistance, la Croix du combattant volontaire de la guerre 39/45, la médaille de la déportation et de l'internement pour des faits de Résistance, la médaille de l'Ordre national des chirurgiens-dentistes[1]. C'est lui qui parle ici : *« Le 11 novembre 1940, un certain nombre de lycéens et d'étudiants avait décidé de défiler sur les Champs-Élysées, de remonter jusqu'à l'Étoile pour se recueillir sur la tombe du Soldat inconnu, et de ce fait, protester contre la présence de l'occupant nazi. Bien entendu, les soldats allemands se trouvaient dans les avenues et rues de ce quartier, d'autant que la manifestation prenait de l'ampleur. Il y avait environ une centaine de personnes présentes, mais pour les Allemands, c'était déjà beaucoup trop. Ils couraient vers nous baïonnette au canon de leurs fusils. Personnellement, je me trouvais dans le haut de l'avenue Kléber, évitant de courir, prenant une attitude aussi décontractée que possible. Je suis passé entre deux soldats par miracle, car ils avaient la baïonnette pointée en avant. Me comportant comme si je ne participais pas à la manifestation, j'ai réussi à passer et à me diriger vers le métro. Par contre, j'ai assisté à des arrestations de camarades que je n'ai jamais revus et j'ignore ce qu'ils sont devenus, car ils ont été aussitôt emmenés dans des camions de l'armée allemande stationnés au bord des rues.*

[1] Cf. Chailleux Daniel, « Mémoires et espoirs de la Résistance », in *www.memoresist.org*, Association des amis de la Fondation de la Résistance, 2004.

À ma connaissance, ce fut à Paris la première manifestation de la Résistance ce 11 novembre 1940. Elle ne dura pas très longtemps, fut vite dispersée ce qui évita un massacre. Après la fin de la guerre, les historiens en ont fait mention[1].

Après novembre, je fréquentais toujours mon lycée, mais moi qui étais un élève assidu et je pense, sérieux, j'ai commencé à y aller de moins en moins, car un de mes camarades avait été contacté par une personne déjà entrée dans la Résistance, et je saisis l'occasion pour me faufiler dans ce qui en fait (je l'ai su plus tard) était un des premiers réseaux. Nous avions de temps à autre des réunions par petits groupes de cinq à six amis. Notre chef direct était cette personne citée plus haut. C'était une femme remarquable. Son chef à elle n'était pas connu de nous. La raison était évidente : si on était arrêté, on ne pouvait pas révéler grand-chose puisque nous ne savions rien de ce que faisaient les autres résistants du réseau. La prudence était extrême.

J'ai appris également beaucoup plus tard que mon engagement volontaire dans la résistance française s'est inscrit dans le temps le 1er novembre 1940 donc avec un effet rétroactif de onze jours. Ce n'est pas ce que l'on peut appeler un engagement de la dernière heure (en 1944 comme certains). Lorsque l'on montait dans la hiérarchie, on pouvait perdre de vue les camarades du moment, en rencontrer quelques autres. Mais les chefs étaient toujours invisibles et inconnus, condition essentielle de la réussite. Cette rigueur était telle que je n'ai appris le nom de mon réseau qu'après la guerre, ce qui est tout de même très étonnant. Il s'appelait S.S.M.F.T.R. ce qui signifie : Services spéciaux militaires français de transmission de renseignements. C'était un réseau militaire rattaché au Ve bureau de l'armée, c'est-à-dire le contre-espionnage. Nous étions donc avant même de le savoir des soldats de l'ombre, sans uniforme. Notre fonction consistait à recueillir le maximum de renseignements sur les convois militaires allemands qui passaient par Paris et la banlieue. On relevait les numéros minéralogiques des convois, les insignes, et toutes marques distinctives qui se trouvaient sur les voitures, les camions, etc. Le

---

[1] Cf. Chailleux Daniel, « Mémoires et espoirs de la Résistance », in *www.memoresist.org*, Association des amis de la Fondation de la Résistance, 2004.

même travail était fait dans les gares pour les trains et parfois à proximité des terrains d'aviation ce qui était la partie la plus difficile de nos recherches. Tous ces renseignements venus de beaucoup d'endroits et grâce à beaucoup de résistants, permettaient en haut lieu de reconstituer les destinations des forces allemandes, leur importance et quels régiments les composaient[1].

Cette mission se poursuivit donc de novembre 1940 à avril 1941. Le 12 avril 1941, une réunion était prévue avec les camarades du moment et notre seul chef connu, dans un appartement situé près de la Bourse, 1, rue du 4 septembre à Paris. Ce jour-là, nous étions une dizaine environ. En pleine réunion, nous avons entendu du bruit, des bruits de bottes et des vociférations en allemand. Nous avions compris. Les policiers militaires avaient emprunté à la fois l'escalier principal de l'immeuble et celui de service. Ils étaient bien renseignés, car en quelques instants nous étions arrêtés, embarqués dans des voitures vers un hôtel de l'avenue Foch réquisitionné par les Allemands. Ceci se passait vers 17 h et jusqu'à 20 h nous sommes restés dans cet hôtel. On nous a posé très peu de questions et nous avons été en soirée transférés à la prison de Fresnes. Beaucoup plus tard, nous avons su que nous avions été dénoncés. Il convient de préciser que notre arrestation a été exécutée par la Feldpolitzei et non par la Gestapo. La Feldpolitzei était la police de la Wehrmacht. Ce fut un peu de chance dans notre malheur, car les procédés de cette police étaient moins brutaux et moins expéditifs que ceux des S. S[2].

À Fresnes et dans les bureaux du tribunal militaire, nous avons subi un certain nombre d'interrogatoires dans des conditions relativement normales, sans grave brutalité et sans torture. De toute façon, ils n'ont pratiquement rien appris de nous, car en raison de ce qui a été expliqué plus haut, nous ne savions que très peu de choses et les renseignements que nous transmettions à

---

[1] Cf. Chailleux Daniel, « Mémoires et espoirs de la Résistance », in *www.memoresist.org*, Association des amis de la Fondation de la Résistance, 2004.

[2] Cf. Chailleux Daniel, « Mémoires et espoirs de la Résistance », in *www.memoresist.org*, Association des amis de la Fondation de la Résistance, 2004.

notre chef, s'ils étaient inscrits sur papier, étaient immédiatement détruits après la transmission.

L'instruction de notre procès terminé, un avocat fut commis d'office pour nous « défendre », c'était un officier allemand. L'avocat français choisi ne pouvait qu'assister, mais n'avait aucun droit à la parole ni à une plaidoirie. Ce fut une parodie de justice. Chacun d'entre nous était jugé séparément. Mon procès a eu lieu le 12 juillet 1941 devant le tribunal militaire allemand du Grand Paris, rue Boissy d'Anglas. J'étais accusé d'espionnage contre les forces armées allemandes et passible de la peine de mort.

Ce procès a-t-il été mené et jugé régulièrement ? Évidemment pas. La plaidoirie de l'officier allemand commis était peu convaincante. Si la forme a été à peu près respectée, le fond, certainement pas. En définitive, six ou sept d'entre nous avons été condamnés à mort, dont notre chef. Le soir même, nous étions reconduits dans nos cellules à Fresnes ne sachant pas ce qui allait se passer par la suite[1]*.*

Un jour dans ma cellule un officier allemand est venu me demander de signer mon recours en grâce. À cette époque, transcendé par un idéal patriotique sans compromission, j'ai refusé ne voulant rien devoir à l'ennemi de mon pays. J'attendais donc chaque matin que l'on vienne me chercher pour être fusillé. Bon nombre de fois au petit matin, j'avais, par le bruit très perceptible dans la prison, entendu des héros partir vers le peloton d'exécution. Je crois que je me sentais prêt. Et puis un beau jour, on est venu me dire sans aucune explication que j'avais été gracié et condamné à six ans de réclusion en forteresse en Allemagne.

Sur le moment, je n'ai pas compris, ayant refusé de signer mon recours en grâce. Je m'étonnais de ne pas avoir été fusillé. À cette époque, la majorité était à 21 ans, j'en avais 19. Peut-être devais-je voir dans ce fait, la raison de cette clémence ? Je n'ai su que bien plus tard la vérité en rentrant en France. Étant mineur, ma mère avait été autorisée à signer à ma place.

Ensuite, nous avons été déportés en Allemagne vers la mi-août. »

---

[1] Cf. Chailleux Daniel, « Mémoires et espoirs de la Résistance », in *www.memoresist.org*, Association des amis de la Fondation de la Résistance, 2004.

Pierre Henry

Le Dr Pierre Henry est un chirurgien-dentiste à la retraite né en 1914. Il achève sa formation à l'école dentaire de Rennes en 1936. Pour éviter le service militaire, Pierre Henry s'inscrit à Garancière, l'école dentaire de Paris, aussitôt après. N'étant pas obligé d'assister à tous les cours, il commence à travailler en cabinet à Rennes.

Le 3 septembre 1939, la France déclare la guerre à l'Allemagne. Il est mobilisé le 16 septembre 1939 comme infirmier. Le soir de Noël, il rejoint enfin l'armée à Ancemont. Là, il s'intègre à l'équipe médicale composée d'environ 300 personnes qui constituent ainsi un grand hôpital de campagne de 2 000 lits. Les dentistes travaillent au cabinet dentaire du camp, équipé d'un matériel très rustique. Le matin, ils assurent une permanence de soins, l'après-midi, ils jouent au football ou reçoivent une formation continue. Affecté au service d'un chirurgien du camp, Henry s'occupe d'anesthésier les blessés. En 1940, la France capitule[1].

Capturé par les Allemands, il gagne la caserne de Chalon-sur-Saône où sont parqués 7 000 prisonniers de guerre. Il est envoyé pour dispenser des soins à l'hôpital militaire de la même ville.

Le Dr Henry commence son travail au cabinet dentaire qui est très rustique. Il occupe son temps à faire des extractions. Il ne commence le service qu'à 10 heures afin de faire attendre les soldats allemands qui accompagnent les 10 ou 12 prisonniers français venant se faire soigner chaque matin. Les sentinelles fatiguent et vont s'asseoir dans le parc autour de l'hôpital, laissant les Français seuls pendant le soin. Avec chacun d'eux, Henry a l'habitude de discuter de leur désir de s'évader de la prison. Suivant leur détermination, ce courageux dentiste les fait sortir par l'hôpital où il

[1] Jamin Sophie, *Le dentiste français pendant la Seconde Guerre mondiale*, Thèse Doct. Chir. Dent., Rennes, 2011.

n'y a pas de garde allemand en faction. C'est ainsi que, par exemple, il fait sortir un instituteur portant l'uniforme de son collègue Ménand qui sort avec l'Ausweis de ce dernier, un laissez-passer ne comportant pas de photo. Sur le chemin de la sortie de l'hôpital, ils croisent l'aumônier de cet établissement médical. Bien qu'il ait vu que ce n'était pas Ménand, il se tait et ne fait rien pour les arrêter. L'évadé est pris en charge par d'anciens combattants qui l'emmènent jusqu'en zone libre, n'oubliant pas de renvoyer l'uniforme emprunté dans un paquet. Henry ne peut pas s'échapper, car pour rentrer chez lui en Bretagne, la route est longue, et les moyens de transport, très limités. De plus, à la moindre arrestation, son statut militaire peut être découvert et on l'emprisonnerait de nouveau. Il finit par être tout de même convoqué par les Allemands. Il doit expliquer la différence constatée entre le nombre de prisonniers qui partent pour l'hôpital et le nombre de ceux qui en reviennent. La défense du Dr Henry est solide. Ainsi, s'il était capable d'en faire évader ne serait-ce qu'un, il aurait commencé par lui bien évidemment. Le médecin allemand en charge de l'interrogatoire s'énerve, mais abdique. Il n'a rien contre lui, pas la moindre preuve. À l'avenir pourtant, un garde sera placé à l'entrée de l'hôpital pour surveiller les allées et venues[1].

À la fin de la guerre, il est libéré et revient à Rennes. Il reprend son exercice au 7, rue d'Orléans, à son cabinet. Il se déplace en petite moto sans difficulté grâce à son Ausweis. Les contrôles sont nombreux sur les routes et ce laissez-passer lui permet de circuler pendant six mois et d'obtenir quelques litres d'essence par mois. Plus tard, alors qu'il n'a plus d'Ausweis valable, il se déplace en train et récupère de l'essence en la volant aux Allemands ou en prenant celle qui est parachutée. L'exercice est assez éprouvant, il faut se lever très tôt. Au bout d'un an avec ce rythme soutenu, il arrête de travailler en cabinet de campagne. Il poursuit un exercice libéral dans deux cabinets dentaires jusqu'en 1946-1947, année où il ferme son premier cabinet. Il reste dans son cabinet de Rennes jusqu'à son départ en retraite[2].

---

[1] Jamin Sophie, *Le dentiste français pendant la Seconde Guerre mondiale*, Thèse Doct. Chir. Dent., Rennes, 2011.

[2] Jamin Sophie, *Le dentiste français pendant la Seconde Guerre mondiale*, Thèse Doct. Chir. Dent., Rennes, 2011.

Paul Albert Wormser

Paul Wormser est né le 11 juin 1905. Paul a fait ses études secondaires au Lycée Bartholdi de Colmar, puis ses études de dentiste à Strasbourg jusqu'en 1929. Il a installé son cabinet dentaire à Colmar, au 64 avenue de la République. Il est de confession juive. Avant la guerre, il travaille comme chirurgien-dentiste et est chef du service de stomatologie de l'hôpital Pasteur à Colmar jusqu'en 1939. Il a été champion de France universitaire d'escrime à l'épée en 1927. Il remporte la même année une médaille d'or au tournoi international universitaire de Rome et finit deuxième par équipes. En novembre 1929, il est champion d'Alsace par équipe[1]. En septembre 1931, il remporte le tournoi des Trois-Épis à l'épée, avec la section d'escrime des sports réunis de Colmar. Il a reçu la médaille de bronze par équipe d'escrime à l'épée aux Jeux olympiques de Berlin en 1936. Il est mobilisé comme dentiste lieutenant en 1939-1940. Après sa démobilisation, il travaille à Rumilly en Haute-Savoie, puis à Tulle en Corrèze. En 1944, il rejoint sa mère à Espalion dans l'Aveyron, puis se cache à Lassouts. Il se réfugie au château de Neyrolles près de Saint-Géniez d'Olt dans l'Aveyron. Le 17 juillet 1944, il est volontaire pour soigner des maquisards blessés. Le 19 juillet 1944, il se rend au carrefour de la Quille, sur la RN n° 88 à un kilomètre de Neyrolles, où, après une tentative d'évasion, les troupes d'occupation ont tiré sur des résistants et en ont achevé un. Les Allemands l'arrêtent à Lassouts le 19 juillet parce qu'il porte les mêmes vêtements que les maquisards et le prennent donc pour l'un d'entre eux. Ils l'emprisonnent à Rodez dans l'Aveyron à la caserne Burloup. L'armée allemande quitte Rodez, mais, le 17 août, les

[1] http://fusilles-40-44.maitron.fr, « Paul Albert Wormser », 2007-2020. Avec l'aimable autorisation des responsables du site, Mrs Claude Pennetier et Dominique Tantin.

Waffen SS de la division Das Reich emmènent 30 prisonniers, dont Wormser, qu'ils fusillent tous dans une tranchée au champ de tir de Sainte-Radegonde dans l'Aveyron[1]. Il est inhumé d'abord au cimetière d'Espalion le 21 août, puis transféré au cimetière israélite de Colmar en juillet 1946. Il a été fait chevalier de la Légion d'honneur et a reçu la croix de guerre avec palme à titre posthume. Son nom est inscrit sur le monument mémorial de Sainte-Radegonde. Son dossier de Résistant comporte la mention « Mort pour la France ». Il est inhumé aujourd'hui au cimetière israélite de Colmar[2].

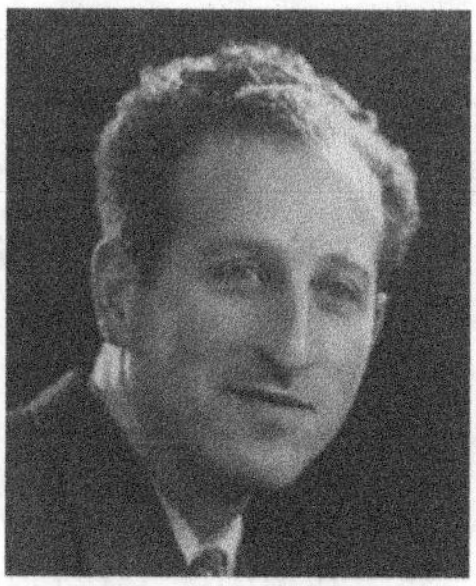

Paul Albert Wormser[3].

[1] http://fusilles-40-44.maitron.fr, « Paul Albert Wormser », 2007-2020. Avec l'aimable autorisation des responsables du site, Mrs Claude Pennetier et Dominique Tantin.

[2] Memorial-GenWeb, « Wormser Paul Albert (1939-1945) », in *https://www.memorialgenweb*, 2006-2022.

[3] http://fusilles-40-44.maitron.fr, « Paul Albert Wormser », 2007-2020. Avec l'aimable autorisation des responsables du site, Mrs Claude Pennetier et Dominique Tantin.

Fernand Zemmour

Il naît le 23 novembre 1906 à Constantine ou à Bougie en Algérie. Marié, sans enfant, Fernand Zemmour demeure rue de Turbigo à Paris, dans le IIIe arrondissement et il exerce la profession de chirurgien-dentiste. Suspecté de détention d'armes, d'hébergement de prisonniers évadés, d'aide au passage de la ligne de démarcation, de trafic de devises et de communications téléphoniques interdites, il est arrêté par la police allemande, le 12 mars 1941. La Gestapo perquisitionne à son domicile. Elle découvre une liste de dix-neuf noms. Le tribunal militaire allemand le condamne à mort le 27 novembre 1941 pour « détention d'armes et intelligence avec l'ennemi ». Fernand Zemmour est fusillé le 29 décembre 1941 au Mont-Valérien. Il est inhumé au cimetière parisien d'Ivry-sur-Seine dans le Val-de-Marne, le 29 décembre 1941 division 39, ligne 3, n°35. Fernand Zemmour a été homologué au titre de la Résistance intérieure française (RIF) et interné résistant (DIR). Il a reçu à titre posthume la Médaille de la Résistance.

La mention « Mort pour la France » lui a été attribuée par le secrétaire général aux Anciens Combattants le 30 août 1945. Son nom figure sur la cloche du mémorial de la France combattante au Mont-Valérien dans la commune de Suresnes dans les Hauts-de-Seine[1].

[1] http://fusilles-40-44.maitron.fr, « Zemmour Fernand, Nathan, Max », 2007-2020. Avec l'aimable autorisation des responsables du site, Mrs Claude Pennetier et Dominique Tantin.

Olivier Jean François Sagory

Olivier Sagory est né le 5 mars 1923 à Moncontour dans les Côtes-du-Nord. C'est un chirurgien-dentiste très investi dans les filières laïques, humanistes et maçonniques. Plus localement, Olivier Sagory est le fils du Dr Olivier Sagory, mort le 13 janvier 1941, républicain modéré, puis radical, maire (1925-1941) et conseiller général (1928-1934) de Moncontour (1928-1934). Olivier Sagory est un résistant par convictions profondes. Il a été fait prisonnier avant de s'évader à La Brohinière. Il a rejoint la SFIO[1] à la Libération et est devenu un militant influent de la section de Saint-Brieuc.

Malade depuis 1963, Olivier Sagory, figure du socialisme briochin, décède le 13 mai 1969 à Malaga en Espagne. Yves Le Foll lui rend, lors de ses obsèques, le 20 mai 1969, un hommage appuyé, publié dans *Le Combat socialiste*[2].

---

[1] Section française de l'internationale ouvrière (1905-1969) : parti politique socialiste français.

[2] http://fusilles-40-44.maitron.fr, « Sagory Olivier Jean François », 2007-2020. Avec l'aimable autorisation des responsables du site, Mrs Claude Pennetier et Dominique Tantin.

Henri Tricot

Henri Tricot est né à Saint-Mamet dans le Cantal, le 4 décembre 1896, où son père Jean, instituteur, est en poste, avant que la famille ne rejoigne Aurillac, quand ce dernier est nommé à l'École d'application du chef-lieu du Cantal. Henri Tricot est élève au lycée Emile-Duclaux. Engagé volontaire pendant la Grande Guerre, il est artilleur, puis, officier, observateur-aérostier (il reçoit une citation pour n'avoir sauté en parachute de son ballon d'observation incendié le 26 septembre 1918 qu'*« à la dernière extrémité »*). Ses études le conduisent à devenir dentiste, exerçant d'abord à Paris, avant de rejoindre Aurillac en 1927, avec son épouse[1]. Mobilisé de nouveau en 1939, Henri Tricot est de retour à Aurillac en 1940. *« Henri Tricot, peu marqué politiquement, est passionné de liberté et de démocratie. Il devint antipétainiste quand il voit Pétain prendre Laval comme bras droit. La dissolution du parlement, le proconsulat de Laval lui font comprendre que le régime de Vichy est une forme de fascisme. Or, Tricot a lu et relu* Mein Kampf *que lui a communiqué un professeur d'allemand du lycée. »* En septembre 1940, il est entré en relation avec le mouvement de résistance du général Cochet. Avec le Dr Garrigoux, il accomplit l'un des tout premiers actes de résistance du département, en inscrivant sur des murs d'immeubles, dans la nuit du 23 au 24 octobre 1940, *« À bas Laval. Français, tu seras soldat d'Hitler »*. Il lit des passages de *Mein Kampf* à ses patients, en recopie des extraits destinés à divers correspondants. Courant 1942, il est devenu agent n° A42 du réseau Alliance de l'Intelligence service, pour lequel, en fait, il travaille peu. Fin 1942, Jean Lépine, chef départemental du

[1] http://fusilles-40-44.maitron.fr, « Tricot Henri », 2007-2020. Avec l'aimable autorisation des responsables du site, Mrs Claude Pennetier et Dominique Tantin.

mouvement Franc-tireur, entre en contact avec lui et lui confie la responsabilité de la ville, et de l'arrondissement. Début 1943, Tricot découvre aussi le mouvement Libération. Il conserve la responsabilité de l'arrondissement d'Aurillac, en mars 1943. En juin 1944, n'approuvant pas la concentration de la résistance au mont Mouchet, il transmet néanmoins l'ordre pour exécution. En juillet, Tricot gagne le maquis au camp Bernard dirigé par Bernard Cournil, sans éviter quelques frictions entre les deux hommes. Le 22 août 1944, Joly, le maire d'Aurillac nommé par Vichy, écrit à Tricot *« qui s'impose nettement comme la première personnalité aurillacoise. Il s'agit nettement d'une passation de pouvoir. »* Henri Tricot est désigné comme membre du conseil municipal provisoire, devenant le premier adjoint du Dr Chanal, le maire radical d'avant-guerre réinstallé dans ses fonctions[1]. Tricot s'oppose à la fusion du MLN avec le Front national, pourtant votée lors du congrès départemental du 18 janvier 1945. Une commission paritaire réunissant les deux mouvements est formée, siégeant en février-mars sous la présidence de Tricot. Elle réclame l'application du programme du CNR puis tombe bien vite dans l'oubli. C'est en 1945 qu'il adhère à la SFIO. Candidat sur la liste unique menée par le Dr Chanal aux élections municipales à Aurillac en avril-mai 1945, Tricot est élu demeure premier-adjoint. Il se rend à Illzach, ville filleule d'Aurillac, pour participer aux fêtes de la Libération en juillet 1945. Dans la foulée, il fut élu aux élections cantonales de septembre octobre à Aurillac-Sud. Tricot devient alors vice-président du conseil général.

En 1947, Tricot est élu maire d'Aurillac. Il est promu officier de la Légion d'honneur en 1948. Il est alors à l'origine de la renaissance de la Société des lettres, sciences et arts « La Haute-Auvergne », tombée en léthargie en 1949. Il organise une exposition sur l'histoire d'Aurillac en 1951 et, en novembre, l'élection de nouveaux responsables de la Société, dont il prit la présidence. La publication de la Revue de la Haute-Auvergne peut reprendre en 1952.

---

[1] http://fusilles-40-44.maitron.fr, « Tricot Henri », 2007-2020. Avec l'aimable autorisation des responsables du site, Mrs Claude Pennetier et Dominique Tantin.

Battu aux élections municipales de 1952, Henri Tricot est par la suite l'animateur de l'office départemental des HLM. Le nom d'Henri Tricot a été donné à un carrefour et une résidence HLM d'Aurillac. Il meurt le 7 mars 1986 à Aurillac dans le Cantal. Il est commandeur de la Légion d'honneur, a reçu la Croix de guerre 1914-1918 et la médaille de la Résistance[1].

[1] http://fusilles-40-44.maitron.fr, « Tricot Henri », 2007-2020. Avec l'aimable autorisation des responsables du site, Mrs Claude Pennetier et Dominique Tantin.

Mala Kriegel

Mala Ehrlischster naît le 15 septembre 1912 à Varsovie, en Pologne. Alors qu'elle étudie la médecine à Strasbourg, elle rencontre celui qui devient son époux en septembre 1937 : le militant antifasciste et résistant communiste Maurice Kriegel-Valrimont qui contribue activement à la libération de Paris. Elle milite alors dans les rangs communistes. Ils se séparent en 1938. Il semblerait qu'elle se soit installée avec son époux à Paris dans le XVe arrondissement. Elle y exerce sa profession de chirurgien-dentiste. Mala Kriegel gagne Marseille, seule, et réside au boulevard Jean-Juvénal, quartier de Saint-Antoine, dans les quartiers populaires situés au nord de Marseille[1]. Elle y vit avec un communiste allemand, Hermann Burkhardt. Elle l'a connue à Paris au comité international d'aide à l'Espagne où elle est venue en demandant à être envoyée comme dentiste en Espagne. Son divorce doit être prononcé le jour même où la Wehrmacht entre dans Paris. Ils décident de remettre cet acte à l'après-guerre. À Marseille, Hermann Burkhardt, rédacteur à *La Marseillaise*, se fait faire des faux papiers au nom de Kriegel pour faciliter la vie du couple. Il parle le français sans accent à la différence de Mala qui est perçue comme « une étrangère ». Mala Kriegel est tuée à Marseille, lors d'une distribution de *La Marseillaise*, journal du Front national, quelques jours avant la libération de la ville. En effet, le 26 août 1944, la résistante FTP tombe dans une embuscade allemande alors qu'elle distribue le journal dans les quartiers au nord de Marseille. Imprimer, rédiger, ou diffuser la presse clandestine est une aventure risquée. Ces hommes et ces femmes, résistant(e)s, en sont conscients, mais, pour chacun d'entre eux, il

[1] http://fusilles-40-44.maitron.fr, « Kriegel Mala », 2007-2020. Avec l'aimable autorisation des responsables du site, Mrs Claude Pennetier et Dominique Tantin.

ne sert à rien de sortir un journal si celui-ci ne va pas à la rencontre de la population. Un véhicule pour une distribution en banlieue est envoyé. *« Une voiture du journal fut mise à notre disposition, ornée d'un drapeau tricolore »*. Au départ pourtant, tout se déroule normalement. Arrivé à Saint-Antoine, le groupe rencontre les premières troupes françaises qui les reçoivent avec joie. Les soldats affirment que la voie est libre[1]. Les quatre militants abordent alors la descente de la Viste, puis en arrivant à la hauteur du carrefour du boulevard Oddo, une patrouille allemande surgit et leur barre le chemin. Leur voiture est stoppée et les passagers en sont éjectés sans ménagement : *« Désarmés, nous [fûmes] [...] plaqués au mur et traités de terroristes »*. Le sort de Mala Kriegel et de ses trois camarades semble joué dans la mesure où *« après un moment qui nous sembla une éternité »*, le chef de la patrouille allemande donne un coup de sifflet. D'autres soldats surgissent et tirent par rafales rapidement sur le groupe qui s'effondre sous la mitraille. Les nazis les laissent pour morts, mais, si aucun d'entre eux n'est tué sur le coup, Mala Kriegel est sans conteste la plus grièvement blessée. Une ambulance de la Croix-Rouge vient les chercher. *« Les ambulanciers l'ont recouverte d'une couverture, mais, malgré cette précaution, le sang coule abondamment traversant le tissu. Mala veut toucher ses blessures et en retire ses mains pleines de sang. »* Tout le monde comprend alors qu'elle ne s'en sortira pas. Sentant sa fin proche, elle prononce ses derniers mots : *« C'est terrible ce qui nous arrive, mais j'aurais eu la joie de voir nos journaux au grand jour. »* Mala Kriegel décède le lendemain à l'hôpital. Elle est inhumée au cimetière Saint-Pierre de Marseille, le 29 août 1944, dans une fosse commune comprenant d'autres résistants et baptisée le Jardin du Souvenir. Plusieurs victimes du bombardement des Alliés du 27 mai 1944 sont également enterrées à proximité. Il est impossible aujourd'hui de localiser le lieu exact où repose son corps. Une plaque à la mémoire de Mala Ehrlischster est apposée dans le hall du journal

---

[1] http://fusilles-40-44.maitron.fr, « Kriegel Mala », 2007-2020. Avec l'aimable autorisation des responsables du site, Mrs Claude Pennetier et Dominique Tantin.

communiste *La Marseillaise*, proche du Vieux-Port[1]. Sur une autre plaque située sur les lieux mêmes de ses derniers instants, au 85, boulevard Oddo à Marseille, figurent ces mots encore un peu visibles : *« Ici, tomba pour que vive la France Mala Kriegel, collaboratrice du journal La Marseillaise, fusillée par les Allemands, le 27 mai 1944. »*

[1] http://fusilles-40-44.maitron.fr, « Kriegel Mala », 2007-2020. Avec l'aimable autorisation des responsables du site, Mrs Claude Pennetier et Dominique Tantin.

Marc Schwartz

Il est né le 1er mars 1905 à Jassy en Roumanie. Sans doute prénommé Marcus francisé en Marc, réfugié juif à Pandrignes en Corrèze, Marc Schwartz est victime d'une opération des troupes allemandes le 4 juillet 1944. Ils brûlent la maison d'un résistant communiste mort en action le 2 juillet 1944 à Saint-Saury dans le Cantal, et deux autres habitations[1]. Ils fusillent le maire et Marc Schwartz.

Il est indiqué qu'il est mort à Saint-Bonnet-Avalouze en Corrèze, mais son nom est bien inscrit sur le monument aux Morts de Pandrignes. Bien qu'il ait un dossier de victime civile, il a été décoré de la médaille de la Résistance à titre posthume par décret en date du 21 janvier 1973 (J. O. du 10/03/1973). Il n'existe aucune fiche à son nom sur les bases de données en ligne relatives à la Shoah.

Sur les circonstances de ces assassinats à Pandrignes, le 4 juillet 1944, le témoignage d'Antoine (dit Marcel) Nougein, lui-même titulaire de la médaille de la Résistance, instituteur à Pandrignes en 1944, est prépondérant.

« Le 4 juillet, vers 7h30 du matin, une centaine d'Allemands cernent Pandrignes, prennent position aux alentours du bourg et deux chefs de la Gestapo arrivent à la mairie : l'un est Allemand, l'autre qui se fait appeler Michel, est un Français. Tous deux exigent de moi, qui suis instituteur et secrétaire de mairie, le rassemblement dans la cour de la mairie de tous les hommes de la commune, de 18 à 60 ans. On fait sonner les cloches de l'église, on envoie deux jeunes filles dans les villages éloignés. Soixante-sept hommes sont inscrits sur les listes de la mairie. Seuls

[1] http://fusilles-40-44.maitron.fr, « Schwartz Marc », 2007-2020. Avec l'aimable autorisation des responsables du site, Mrs Claude Pennetier et Dominique Tantin.

peuvent être rassemblés M. Charbonnel, présent dans le bourg, MM. Marrel et Soubrane, pris à la gare, moi-même, plus six hommes qui se présentent volontairement : MM. Dubois (maire), Cochet, Pouget, Val, Dumont Pierre et Marchat. MM. Plantade et Dumond Marcel sont arrêtés sur les routes. Le chef allemand de la Gestapo a en main une liste de vingt noms : tous sont absents sauf Soubrane, Dumond Marcel et moi-même. Soubrane et Dumond sont frappés violemment par le nommé Michel. C..., interrogé, prononce à l'adresse de M. Dubois, maire de la commune, les paroles suivantes : « Tu es passé dans les fermes pour ravitailler le maquis, je dirais toute la vérité. » Michel a entendu ; « Venez ici, le vieux maire, votre peau ne vaut pas cher. » Il fait signe à des soldats, embarque M. Dubois dans un camion et ils partent. Nous ne reverrons plus M. Dubois vivant ! Les Allemands qui recherchent en vain Aubin Pompier, lieutenant du maquis, incendient sa maison et frappent sa mère. Ils incendient aussi la maison du fils Dubois qui dirige la cellule communiste, puis la maison de M. Schwartz, chirurgien-dentiste, accusé d'être juif. M. Schwartz se rendra dans la soirée, car les Allemands ont arrêté à sa place sa femme qui attend un bébé. Il sera ramené à la mairie, torturé, tué et son corps sera rejeté dans les ronces plus loin, sur la route. Nous retrouverons aussi le corps de M. Dubois dans un fossé.

Le soir même, le maquis vient arrêter C..., le dénonciateur. Il sera condamné à mort et exécuté[1]*. »*

[1] http://fusilles-40-44.maitron.fr, « Schwartz Marc », 2007-2020. Avec l'aimable autorisation des responsables du site, Mrs Claude Pennetier et Dominique Tantin.

Robert André Jean Julien Badel

Il naît le 3 mai 1912 à Nancy dans la Meurthe-et-Moselle.

Jean Badel est domicilié à Montbéliard et exerce comme dentiste. Il est marié avec Marie Odette Machin, modiste, dont il a eu un enfant. Il entre dans la Résistance à l'Organisation civile et militaire (OCM) et dépend du réseau Libération-Nord. Chef de groupe, il est arrêté par les Allemands le 26 septembre 1944 et fusillé le 13 octobre 1944 à 18h30 au lieu-dit « Entre les deux ponts » à Bethoncourt dans le Doubs. Il obtient la mention « Mort pour la France » et est homologué FFI et reçoit le titre de « Déporté et interné résistant ». Il a reçu aussi la Médaille de la Résistance à titre posthume par décret du 22 avril 1966 (J. O. du 04/06/1966). Son nom figure sur le monument de la Libération, à Besançon, sur le monument commémoratif, à Bethoncourt, sur le monument aux morts à Montbéliard, sur la plaque commémorative dans l'église et le monument aux morts 1939-1945, à Orchamps-Vennes dans le Doubs[1].

[1] http://fusilles-40-44.maitron.fr, « Badel Robert, André, Jean, Julien », 2007-2020. Avec l'aimable autorisation des responsables du site, Mrs Claude Pennetier et Dominique Tantin.

Juliette Ténine, épouse Albert

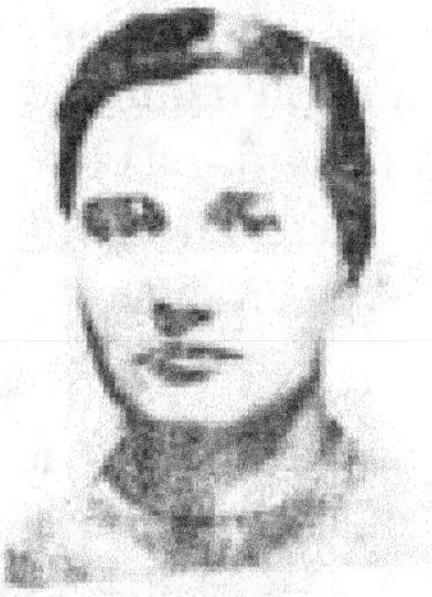

Les parents de Juliette Ténine sont des immigrés juifs de Russie, qui ont quitté leur pays en 1906 et se sont installés en 1909, en France, faute d'avoir obtenu un visa pour les États-Unis. Juliette milite pendant ses études à l'Union fédérale des étudiants, puis au Parti communiste. Mariée le 17 décembre 1931, à Paris, dans le XVe arrondissement, avec Aimé Albert, docteur en médecine et secrétaire de l'Union fédérale des étudiants. Ce dernier, médecin à Ivry-sur-Seine, joue un rôle important dans la résistance médicale. Mère d'une fille née en 1932, elle s'installe dans le XIIIe arrondissement à Paris en tant que chirurgien-dentiste[1].

En avril 1937, séparée, le mariage est dissous officiellement en mai 1941. Elle s'engage dans les Brigades internationales et est affectée au service de santé de la XIVe Brigade. Atteinte de typhoïde en juillet 1937, elle est soignée plusieurs semaines à Madrid, puis reversée à la XIe Brigade. Aide-chirurgien à l'hôpital

[1] http://fusilles-40-44.maitron.fr, « Ténine Juliette, épouse Albert », 2007-2020. Avec l'aimable autorisation des responsables du site, Mrs Claude Pennetier et Dominique Tantin.

mobile qui pratique des opérations d'urgence, elle est au plus près d'un front en constant recul. Ce service est composé à la fois de volontaires internationaux exerçant des professions médicales et d'Espagnols peu qualifiés compensant leur absence de formation par l'enthousiasme. Il y règne une chaleureuse camaraderie qui amène Juliette Ténine à recueillir et élever la fille d'une de ses compagnes espagnoles qui devait mourir à Paris, en mai 1941. Revenue d'Espagne en juin 1938, elle reprend son activité professionnelle. En 1940, Jeanne Oppmann, qu'elle a connue en Espagne, lui fait rencontrer Jean Jérôme qui se sert alors de son domicile, boulevard Blanqui, comme boîte aux lettres et comme lieu de rendez-vous. Il a pu, grâce à elle, nouer contact avec le Dr Raymond Leibovici dont la belle-sœur a été sa condisciple à l'école dentaire et qui allait participer au groupe des médecins du Front national[1].

Juliette Ténine est arrêtée en février 1942 et internée aux prisons de La Roquette et des Tourelles. Avec la complicité d'une infirmière, elle réussit à s'évader en juillet 1942 de l'hôpital Rothschild où elle est en traitement. Contrainte à la clandestinité, elle se réfugie, un temps, chez son amie, Germaine Tillion, qui trouve également une cachette pour les parents Ténine. Au début de 1943, Juliette Ténine est mise en rapport avec Georges Beyer qu'elle rencontre à l'UFE et qui la recrute pour son groupe. Elle devient alors agent de liaison, mais ses responsabilités sont bien plus larges et elle se retrouve au cœur du réseau de renseignements des FTP, au « service B ». Elle reçoit de Madeleine Dubois, belle-sœur de Gaston Plissonnier, des messages codés qu'elle transcrit et des cartes minuscules qu'elle doit agrandir, notamment celles du littoral français. Elle transmet ces documents à une équipe installée au Raincy dans la Seine-et-Oise, qui les reproduit en sept exemplaires, puis les récupère pour les réexpédier. Elle n'identifie par la suite que deux de ses destinataires : Laurent Casanova, car elle a fait ses études avec Danielle Casanova, et le Dr Aimé Albert, son ex-mari. Peut-être l'un de ces destinataires a-t-il été l'ingénieur Marcel Bloch, ancien directeur du matériel à la SNCF, frère de

---

[1] http://fusilles-40-44.maitron.fr, « Ténine Juliette, épouse Albert », 2007-2020. Avec l'aimable autorisation des responsables du site, Mrs Claude Pennetier et Dominique Tantin.

Jean-Richard Bloch, qui lui dit par la suite avoir eu connaissance des documents qu'elle transmettait. Bien que ces activités aient été très dangereuses, aucun membre de l'équipe n'a été arrêté. À la Libération, Juliette Ténine ne peut récupérer son appartement qui a été pillé. Ayant refusé la proposition de Jean Jérôme de devenir permanente du parti et souhaitant pouvoir enfin mener une vie normale, elle reprend sa profession, d'abord à la polyclinique du syndicat des métaux CGT, puis, jusqu'à sa retraite, au dispensaire de Nanterre dans la Seine. En 1956, les révélations du XXe congrès du PCUS lui font quitter le PC dont elle n'est plus qu'une modeste militante. Juliette Ténine est titulaire de la médaille de la Résistance[1].

Décédée le 11 décembre 2003 à Nanterre dans les Hauts-de-Seine, elle est enterrée dans cette ville après une cérémonie civile.

---

[1] http://fusilles-40-44.maitron.fr, « Ténine Juliette, épouse Albert », 2007-2020. Avec l'aimable autorisation des responsables du site, Mrs Claude Pennetier et Dominique Tantin.

Numa Moniez

Il naît le 20 mai 1895 à Anvin, dans le Pas-de-Calas. Résistant, Numa Moniez est arrêté le 19 mai 1944 à Amiens, puis déporté le 1er juillet à Dachau après un passage à la prison d'Amiens. Il est libéré le 1er mai 1945. Chirurgien-dentiste à Amiens, il est, dès 1945, membre du comité départemental du Mouvement unifié de la renaissance française (MURF) et préside la section locale de la Fédération nationale des déportés et internés, résistants et patriotes (FNDIRP). Le 4 janvier 1947, il épouse, à Amiens, Renée Louria, militante communiste et dirigeante du Mouvement de la paix. Compagnon de route du PCF et membre du bureau France-URSS d'Amiens, Numa Moniez aurait soutenu financièrement le Mouvement de la paix jusqu'en 1951. Président départemental de cette association dont son épouse est la secrétaire pour la Somme, il abandonne, à cette époque, tout soutien financier, selon un rapport des renseignements généraux. Numa Moniez est gravement malade et doit subir une intervention chirurgicale.

En juillet 1955, il reçoit la croix de chevalier de la Légion d'honneur pour le patriotisme dont il a fait preuve en tant que combattant volontaire de 1914-1918 et résistant sous l'Occupation. Il est aussi décoré de la croix de Combattant volontaire de la Résistance (CVR) et de la Croix de guerre[1].

[1] http://fusilles-40-44.maitron.fr, « Moniez Numa », 2007-2020. Avec l'aimable autorisation des responsables du site, Mrs Claude Pennetier et Dominique Tantin.

Jean Sabatier

Jean Sabatier est né le 21 mars 1909 à Brioude en Haute-Loire. Il se marie le 12 juillet 1932 à Paris, dans le XIe arrondissement de Paris avec Adrienne Passepont.

Chirurgien-dentiste, il est domicilié 6, rue Burnol à Vichy, dans l'Allier. Il entre dans la Résistance dans le réseau Marco Polo puis, en juin 1943, il intègre le réseau de renseignements militaires Alliance sous le pseudonyme de « Jean de Marseille ». Il devient l'adjoint du capitaine Pradelle, chef du secteur. Il fabrique de fausses pièces d'identité, transporte du matériel radio, héberge à son domicile des résistants français, italiens et anglais, et y cache des armes[1]. Son grade correspond à celui de chargé de mission de 1re classe, équivalent de capitaine à la D. G. E. R. (Direction générale des études et recherches) qui fournit de très nombreux renseignements militaires aux Alliés. Il prend par la suite le nom de code « V.11 bis ».

Le 22 septembre 1943 vers 12 heures, la Gestapo de Vichy fait irruption revolver au poing dans l'appartement de Jean Sabatier. Son arrestation fait partie d'un vaste coup de filet commencé le 16 septembre dans la région parisienne pour se poursuivre le 21 dans la région Auvergne. Plusieurs personnes sont arrêtées avec lui. Certaines sont relâchées, mais d'autres déportées. Il est conduit au siège de la Gestapo, boulevard des États-Unis, où il est interrogé, torturé, puis incarcéré à la prison de Vichy, et ensuite le 4 octobre 1943 à la prison militaire de la caserne 92, à Clermont-Ferrand dans le Puy-de-Dôme. Il est ensuite transféré à la prison de Fresnes, aujourd'hui dans le Val-de-Marne, le 30 novembre et

[1] http://fusilles-40-44.maitron.fr, « Sabatier Jean », 2007-2020. Avec l'aimable autorisation des responsables du site, Mrs Claude Pennetier et Dominique Tantin.

déporté au départ du camp de Compiègne, le 17 décembre 1943, à destination de l'Allemagne, où il est incarcéré à la prison de Kehl-am-Rhein, puis à celle de Rastatt dans le Bade-Wurtemberg.

Le 14 février 1944, la Gestapo de Strasbourg transmet le dossier d'accusation d'espionnage au service d'une puissance ennemie concernant Sabatier et 3 autres détenus, le capitaine Pradelle, Robert Frumin et Léon Ethevenard, au tribunal de guerre du Reich qui appose le tampon « secret » et lui donne la classification « NN » (Nacht und Nebel – Nuit et Brouillard). Jean Sabatier et ses compagnons sont mis le 10 septembre 1944 à disposition de la Gestapo de Strasbourg, ce qui équivaut à une condamnation à mort[1].

Selon le mémorial de l'Alliance, le 24 novembre 1944, Jean Sabatier, ainsi que 11 autres détenus, sont conduits à proximité du petit village de Blittersdorf dans le Bade-Wurtemberg où ils sont exécutés deux par deux d'une balle dans la nuque près d'un pont de bois. Leurs corps sont jetés dans le Rhin. Selon d'autres sources, il aurait été déporté à Sachsenhausen où un autre détenu a déclaré l'avoir vu et quitté en juillet 1944, puis au camp d'Einsbach où il serait décédé en janvier 1945 selon l'état civil et le Journal officiel. Il a obtenu la mention « Mort pour la France » et le titre de déporté résistant par décision du ministère des Anciens Combattants du 24 septembre 1952.

Il a obtenu la mention « Mort en déportation » par arrêté du 3 novembre 1997. Son nom figure sur le monument commémoratif *« À la mémoire des agents du réseau Alliance »*, au pont de l'Europe à Strasbourg et sur le monument aux morts de Vichy.

---

[1] http://fusilles-40-44.maitron.fr, « Sabatier Jean », 2007-2020. Avec l'aimable autorisation des responsables du site, Mrs Claude Pennetier et Dominique Tantin.

Henri Ayme

Il naît le 25 mars 1888 à Carpentras dans le Vaucluse. Henri Ayme est issu d'une famille de paysans modestes. Il fait ses études primaires et secondaires dans des écoles confessionnelles, puis des études de médecine à la Faculté de Montpellier, payées par un oncle maternel négociant aisé. Il obtient les grades de docteur en 1910 et de chirurgien-dentiste en 1912. Il épouse, en janvier 1913, à Carpentras, une condisciple d'origine russe, Raïssa (« Renée ») Slobodsky, née le 25 mars 1884, à Alexandrie, d'un père négociant. Ils ont deux enfants, un garçon, Laurent, Boris, né en novembre 1913, et une fille, Olga, née en février 1916. Atteint par la tuberculose, il passe une partie de la guerre en sanatorium à Grasse et cette période est également néfaste pour les affaires du couple. Parallèlement à leur cabinet de dentistes, ils placent leur argent dans une affaire de conserves de légumes qui tourne mal vers la fin du conflit, faute de clientèle. Mais, Henry Ayme[1] se fait déjà remarquer par son prosélytisme religieux et politique[2]... Catholique pratiquant, de tendance sioniste, il fait baptiser avec ostentation, peu avant son mariage, sa future épouse qui est de confession israélite, avec le parrainage d'un professeur royaliste. Il est président du patronage Saint-Joseph de Carpentras où sa piété le fait surnommer « l'austère ». Il vend la presse catholique aux portes des églises, à la sortie des messes dominicales... Royaliste militant, il participe, avec des camarades, à la cérémonie d'inauguration de la Croix d'Oppède.

Mais, son évolution politique s'amorce. En 1918, ayant perdu la foi, il demande son admission à la Loge maçonnique de

[1] Le prénom est souvent écrit avec un y.

[2] http://fusilles-40-44.maitron.fr, « Ayme Henri, Louis, Joseph », 2007-2020. Avec l'aimable autorisation des responsables du site, Mrs Claude Pennetier et Dominique Tantin.

Carpentras. Elle lui est refusée pour « suspicion de cléricalisme ». Il se lance alors dans le socialisme révolutionnaire. Selon un rapport de police de janvier 1922, il *« demeure suspect pour certains communistes convaincus, malgré tout le zèle qu'il peut déployer*[1]*. Néanmoins, pour l'instant, sert passionnément ce parti dans l'espoir de satisfaire ses ambitions politiques... »* Henri Ayme, en effet, est l'un des fondateurs du Parti communiste vauclusien, auquel il adhère dès sa fondation. Il lui reste fidèle, sauf une brève éclipse en 1930-1932...

Brillant orateur, à la parole prenante et convaincante, ce dentiste *« arrache tout, même les larmes »*, ou le fou rire. Dialecticien habile et clair, il peut se mettre à la portée de tous les auditoires, jouant de différents registres, capable de transformer les accusations de richesse, incompatible avec ses opinions, en témoignage de désintéressement. Il sait, lors d'une réunion contradictoire, ridiculiser son adversaire : *« Si M. Guichard a compris, alors vous avez tous compris ! »* À un autre notable adverse, réputé homosexuel, qui lui reproche d'attaquer la République, il rétorque immédiatement : *« Nous attaquons la République peut-être, mais nous c'est de face ! »*. Il est capable aussi bien de prêcher la bonne parole aux paysans qu'il soigne que de descendre dans la rue et de conduire une manifestation. Dès le premier congrès d'organisation du Parti communiste du Vaucluse, le 28 janvier 1921, à Avignon, où Ernest Denante fait le compte rendu de la scission de Tours et où est adopté le principe d'une Fédération vauclusienne, il est décidé que le journal *l'Avenir*, créé par le docteur Ayme, à Carpentras, serait l'hebdomadaire du Parti. Henri Ayme en est le directeur, écrivant de violents articles polémiques contre le gouvernement, faisant, selon la police, *« l'apologie du bolchévisme »*, ce qui a motivé une première demande d'inscription au carnet B, en mars 1922. À cette date, à la suite d'une crise dans la section d'Avignon et du déplacement du siège de la Fédération d'Avignon à Carpentras, le docteur Henri Ayme est devenu secrétaire fédéral, succédant à Raphaël Ramé. Un peu discrédité par des attaques contre sa femme

---

[1] http://fusilles-40-44.maitron.fr, « Ayme Henri, Louis, Joseph », 2007-2020. Avec l'aimable autorisation des responsables du site, Mrs Claude Pennetier et Dominique Tantin.

et la perte du procès en diffamation qu'il a intenté au journal *Le Ventoux*, il n'en déploie pas moins une action politique fébrile : noyautant la coopérative « La Semeuse » de Carpentras, organisant des conférences, suivant les réunions socialistes pour stigmatiser « la trahison » et enfin mettant en place un groupe de Jeunesses communistes à Carpentras. Le 1er juillet 1923 s'y réunit le premier congrès fédéral[1]. La préfecture ayant interdit le défilé avec drapeaux rouges, des bagarres éclatent. Au milieu des militants qui crient « Assassins, assassins ! », Ayme s'empare d'un drapeau rouge et met au défi le service d'ordre de le lui arracher. Cette action lui vaut, cette fois, l'inscription au carnet B, le 20 novembre 1923, dans le 3e groupe *« Individus dangereux pour l'ordre intérieur ».* Début 1924, Henri Ayme quitte Carpentras pour ouvrir un cabinet dentaire à Cavaillon. Il en ouvre ensuite un autre à Orgon dans les Bouches-du-Rhône, qui ouvre aussi le dimanche matin. Le journal *l'Avenir* a dû cesser sa parution et la coopérative « La Semeuse » a échappé à la direction communiste[2]. À Cavaillon, Henri Ayme participe activement à la campagne électorale, faite surtout de contradictions aux orateurs du Cartel des gauches. Aux élections municipales de Cavaillon, en 1925, il arrive en deuxième position. Encore secrétaire fédéral, il participe à la fête annuelle du Parti à Fontaine-de-Vaucluse et y prend la parole. Le 25 octobre 1925, il est à la tête des militants communistes qui manifestent à Orange derrière le défilé des socialistes, sortant de leur congrès fédéral. Ayme essaie de prendre la parole en montant sur une chaise. La police intervient.

Il réapparaît à Fontaine-de-Vaucluse, le 1er avril 1928, où il s'exprime. Il est, cette année-là, le candidat du Parti aux élections législatives pour la circonscription d'Apt[3]. Il doit prendre la parole à l'Assemblée régionale populaire d'Orange le 3 mars 1928. Au

---

[1] http://fusilles-40-44.maitron.fr, « Ayme Henri, Louis, Joseph », 2007-2020. Avec l'aimable autorisation des responsables du site, Mrs Claude Pennetier et Dominique Tantin.

[2] http://fusilles-40-44.maitron.fr, « Ayme Henri, Louis, Joseph », 2007-2020. Avec l'aimable autorisation des responsables du site, Mrs Claude Pennetier et Dominique Tantin.

[3] http://fusilles-40-44.maitron.fr, « Ayme Henri, Louis, Joseph », 2007-2020. Avec l'aimable autorisation des responsables du site, Mrs Claude Pennetier et Dominique Tantin.

cours de la campagne électorale, Ayme n'apparaît plus aussi souvent au premier plan. Il est pourtant réclamé, parfois, par les militants, qui apprécient son talent d'orateur et d'agitateur. Il est battu.

En 1929, la tactique classe contre classe est aussi appliquée dans les élections municipales. Ayme, candidat à Cavaillon, arrive en troisième position sur sa liste. Le 1er août 1929, il est encore à la tribune à l'occasion de la Journée de la lutte internationale contre la guerre, bien peu suivie à Avignon.

Ayme se sépare du Parti entre 1930 et 1933. Le rapport pour la conférence régionale de Marseille de janvier 1930 affirme que cet « intellectuel prétendu extrême gauchiste » ne comprenait pas la politique du Parti à la campagne.

À la fête du Parti, le 13 avril 1930, Ramé flétrit les militants qui abandonnent le Parti et ajoute : *« On se demande ce que doit penser le docteur Ayme qui aurait, paraît-il, l'intention de quitter le Parti ».* Au cours d'une réunion, le 16 juillet 1930, Ayme est exclu *« en raison de l'attitude qu'il a eue à Cavaillon, le 7 juillet 1930 (?) et qui n'avait eu pour résultat que de ridiculiser le Parti ».* Pour le *Radical du Vaucluse* du 19 juillet, il a été exclu parce que jugé trop bourgeois. Il est vrai qu'à cette date il exploite quatre cabinets dentaires, à Cavaillon, Isle-sur-la-Sorgue, Apt, dans le Vaucluse, et Lambesc dans les Bouches-du-Rhône. À

Cavaillon, le cabinet est tenu par son épouse[1]. Dès 1933 cependant, il est réintégré, dans un parti affaibli par le départ, ou l'exclusion, des grands leaders de la période antérieure. Henri Ayme n'a pas abandonné toute action politique : au cours de la campagne électorale de 1932, il est venu apporter la contradiction au candidat SFIO, Lussy, et, au cours d'une réunion à Pertuis, où Léon Blum a parlé, il est intervenu en fin de séance concluant : *« L'entente SFIO-radicaux socialistes est une entente de classe. La SFIO s'assimile aux radicaux, donc à la bourgeoisie... »* Mais, c'est, semble-t-il, l'action antifasciste qui rapproche Ayme de ses anciens camarades et il est le délégué vauclusien du Parti au

---

[1] http://fusilles-40-44.maitron.fr, « Ayme Henri, Louis, Joseph », 2007-2020. Avec l'aimable autorisation des responsables du site, Mrs Claude Pennetier et Dominique Tantin.

congrès de la salle Pleyel prolongeant le congrès d'Amsterdam au cours duquel s'est constitué le Comité mondial contre la guerre et le fascisme[1]... De retour, le 26 juin 1933, dans un grand meeting *« de protestation contre tous les fascismes »* à Avignon, après l'orateur de la CGTU qui a préconisé un front unique, après le discours d'un député du Reichstag, il fait un vigoureux discours écouté *« bouche bée par les ouvriers qui n'ont pas assisté à pareille véhémence depuis le départ de Ramé »*. Il conduit, sans trêve, cette action pendant deux ans, organisant dans tout le département des comités antifascistes, participant, souvent au premier rang, aux manifestations parfois violentes. Il devient secrétaire du comité départemental. Après le 6 février 1934, il pousse à l'unité d'action, pas toujours suivi par les socialistes qu'effraient un peu ses violences verbales et qui hésitent à entrer dans des comités dominés par les communistes. Lors de la grève générale du 12 février 1934, la réunion préparatoire d'Avignon, la veille, rassemble un millier de personnes. Suivie d'un défilé, où communistes et socialistes se côtoient. Elle se termine par un discours d'Ayme, haranguant les manifestants devant la Préfecture. Le jour de la grève, Henri Ayme conduit le défilé, essentiellement communiste, où l'on chante l'*Internationale* et *Bandiera Rossa*. Il parle à Dijon aux centaines de militants. On le voit même intervenir dans les mouvements revendicatifs et syndicaux. Toujours en 1934 il est candidat au conseil général, canton de Cavaillon, et lors d'une manifestation organisée contre la venue à Carpentras de Philippe Henriot, futur dirigeant de la Milice, à la tête de 600 manifestants, il se heurte à la police à cheval, serrant contre lui un drapeau rouge[2]. Il a cependant des soucis personnels avec sa femme, qu'on accuse, à tort semble-t-il, d'être kleptomane, ou encore, à tort toujours, d'exercer illégalement. Son action politique, toutefois, n'en est pas diminuée. Le 14 juillet 1935, il est délégué à Paris pour la manifestation de Front populaire. Le rayon de Vaucluse le désigne comme candidat aux

---

[1] http://fusilles-40-44.maitron.fr, « Ayme Henri, Louis, Joseph », 2007-2020. Avec l'aimable autorisation des responsables du site, Mrs Claude Pennetier et Dominique Tantin.

[2] http://fusilles-40-44.maitron.fr, « Ayme Henri, Louis, Joseph », 2007-2020. Avec l'aimable autorisation des responsables du site, Mrs Claude Pennetier et Dominique Tantin.

législatives de 1936 dans la circonscription d'Apt. Sa campagne électorale est souvent axée sur son action antifasciste, il ne semble pas l'avoir menée très activement, l'alliance de Front populaire le contraignant à se désister au second tour. Le 14 juillet 1936, il assiste au grand banquet de Front populaire, mais, le 24 août, dans un meeting à Bollène en faveur de la République espagnole, organisé par le comité de Front populaire, il critique l'attitude de neutralité de Léon Blum. Il fait, en septembre 1936, un voyage en Espagne, avec son fils membre des Jeunesses communistes. Le 1er octobre, à la Bourse du Travail d'Avignon, il en donne le compte rendu et stigmatise la non-intervention. En 1937, battu à nouveau aux élections municipales complémentaires de Cavaillon, le 11 avril, il ne tarde pas à se désolidariser des radicaux de la municipalité. Dans une réunion publique, le 5 novembre, où l'instituteur socialiste engage les partis de gauche à rester unis contre le fascisme, les radicaux sont absents et Henri Ayme s'en prend vigoureusement au maire et aux conseillers radicaux de Cavaillon[1]. Le 4 décembre 1938, il assiste à une réunion de la section socialiste d'Avignon *« pour protester contre les décrets-lois »*. En l'absence des députés socialistes du Vaucluse en tournée ou excusés, le président de séance annonce que le Dr Ayme tient à associer son parti à la manifestation socialiste et lui donne la parole... Un rapport de police du 23 janvier 1939 sur l'état du Parti communiste dans le rayon de Pertuis note : *« Le rôle du Dr Ayme qui a été pendant longtemps animateur du Parti communiste est difficile à définir [...] puisqu'il ne semble plus investi de fonctions précises [...] son action de propagandiste et de militant est bien moins intense »*. On ne manque pas de recenser ses richesses : plusieurs cabinets dentaires, un immeuble, deux autos, une propriété à Verquières dans les Bouches-du-Rhône. De fait, il se retire à Verquières dès le début de la guerre au domaine de Beauplan, dont il est propriétaire, mais il fait chaque jour le trajet de Cavaillon où il a cédé un cabinet dentaire à son fils récemment mobilisé. Inscrit au carnet B des Bouches-du-Rhône à partir du 23 octobre 1939, un rapport de mars 1940 témoigne *« qu'il s'est*

---

[1] http://fusilles-40-44.maitron.fr, « Ayme Henri, Louis, Joseph », 2007-2020. Avec l'aimable autorisation des responsables du site, Mrs Claude Pennetier et Dominique Tantin.

beaucoup amendé et paraît se passionner pour la géologie » et l'hydrologie[1]...

En effet, cet esprit scientifique et curieux s'intéresse depuis longtemps à la véritable énigme que posent la circulation et la résurgence des eaux du plateau de Vaucluse et de Saint- Christol. Dès 1919, il a créé la Société des amis de la Sorgue souterraine. Pendant les deux décennies suivantes, il finance intégralement les recherches effectuées dans des orifices du plateau et dans les profondeurs de la cavité vauclusienne elle-même. Il lance un projet qui, s'il ne s'est pas heurté au refus du maire de droite de l'époque, aurait permis de régulariser le débit des eaux et de fournir une activité régulière aux moulins en aval.

Cependant, l'autorité militaire dénonce son attitude, ce qui provoque vraisemblablement son internement administratif. Un arrêté l'envoyant au camp de Saint-Angeau dans le Cantal est signé le 6 juin 1940. En fait, c'est dans le camp de Chabanet en Ardèche qu'il est interné. Mais, dans le même temps, une procédure judiciaire est instruite contre lui par le tribunal militaire de la XVe région, ce qui lui vaut d'être emprisonné à Marseille. Il est condamné le 28 février 1941 à quinze mois de prison avec sursis et 2 800 francs d'amende pour *« menées communistes »*. C'est alors qu'il est envoyé au camp de Saint-Paul d'Eyjaux dans la Haute-Vienne, le 23 mars 1941. Comme il souffre d'un ulcère à l'œil, les conditions de détention lui sont particulièrement pénibles. Au camp, il soigne ses camarades et participe à l'organisation clandestine. La police n'est pas dupe. Le rapport commissaire de police mobile, daté du 12 juin 1941, signale qu'Ayme continue à faire de la propagande, tout en faisant preuve de prudence, et qu'il est particulièrement écouté[2]. Le policier rapporte divers propos qu'il aurait tenus. Ainsi, le 8 juin, après avoir visité des travaux dans une baraque, il aurait déclaré en sortant qu'il préférait *« être avec ces gens-là plutôt qu'avec ceux*

---

[1] http://fusilles-40-44.maitron.fr, « Ayme Henri, Louis, Joseph », 2007-2020. Avec l'aimable autorisation des responsables du site, Mrs Claude Pennetier et Dominique Tantin.

[2] http://fusilles-40-44.maitron.fr, « Ayme Henri, Louis, Joseph », 2007-2020. Avec l'aimable autorisation des responsables du site, Mrs Claude Pennetier et Dominique Tantin.

qui les ont fait enfermer parce qu'au règlement de comptes qu'est-ce qu'ils vont prendre ? ». Considéré comme *« très dangereux »*, il est déporté en Algérie, au camp de Bossuet. C'est justement cet internement, cet arrêt forcé de ses activités pendant plusieurs années, qui lui donne le temps et le désir d'écrire : de nombreux poèmes, mais surtout un roman fantastique, contrairement à ce que pourrait à première vue suggérer le titre de l'ouvrage *Vaucluse*. Le héros, un biologiste spéléologue, égaré dans les galeries souterraines de ce plateau en apparence bien familier, y découvre par accident un univers merveilleux, technologiquement très développé, très proche de l'univers de Jules Verne : l'absolue pureté des eaux souterraines, exploitée rationnellement, y permet, grâce à un système d'irrigation révolutionnaire, des cultures incroyablement riches, même sous terre, et même la préservation de l'organisme humain contre le vieillissement et la mort. Le livre, écrit pour l'essentiel en prison et en camp, évite toute allusion politique, mais ce merveilleux scientifique rejoint directement les enthousiasmes pionniers de la littérature soviétique des années trente : les hommes, libérés de la mort, y sont devenus tous semblablement parfaits, grâce à l'accroissement infini de leur expérience et de leur réflexion, libérées des contraintes matérielles[1]. Le roman se termine par un grandiose miracle moderne : au beau milieu de la traditionnelle *voto* (fête votive) où tous les paysans et les prêtres de la région de Carpentras sont réunis comme chaque année devant la petite fontaine attribuée à un miracle du santon local saint Gens, les eaux du sous-sol produisent un bouillonnement énorme, annonciateur de fertilisation des champs, et de lendemains qui chantent.

À la Libération, Henri Ayme devient conseiller municipal de Cavaillon et réintègre le Parti vauclusien. Il est responsable du journal *Le cri du Vaucluse*, non sans fréquents conflits avec la direction départementale : celle-ci privilégie systématiquement les échos des luttes sociales et des entreprises, tandis que, dans l'ambiance favorable de l'immédiat après-guerre, pour attirer un plus large public populaire, il donne une importante place au

---

[1] http://fusilles-40-44.maitron.fr, « Ayme Henri, Louis, Joseph », 2007-2020. Avec l'aimable autorisation des responsables du site, Mrs Claude Pennetier et Dominique Tantin.

jardinage, à la cuisine et aux contes provençaux. Sentant venir la fatigue de l'âge, peut-être déçu de ne pas être désigné comme candidat aux élections parlementaires de 1945-1946, il se retire progressivement de l'action politique et quitte ses fonctions municipales en 1952, année de la mort de sa femme[1]. Il consacre ses dernières années à mettre en meilleure forme ses travaux des périodes précédentes : scientifiques (*Vallis clausa*), littéraires (*Calès ou l'humanité souterraine*), et politiques (*La Cause*). Il se remarie en 1953 avec Marie-Joséphine Magrelli, a encore plusieurs enfants et vit à Verquières. En 1964, il donne son adhésion au Comité d'honneur national pour la réhabilitation d'André Marty. Il meurt le 4 mars 1970 à Arles dans les Bouches-du-Rhône.

[1] http://fusilles-40-44.maitron.fr, « Ayme Henri, Louis, Joseph », 2007-2020. Avec l'aimable autorisation des responsables du site, Mrs Claude Pennetier et Dominique Tantin.

Quelques dentistes oubliés

Peu de renseignements sur les dentistes ci-après. Ils sont cités pour ne pas les oublier.

. André Pellet, dentiste à Lyon, au 18, rue Saint-Servient, naît à Villeurbanne le 19 mai 1910. Il s'engage dans la France libre en novembre 1942. Il appartient au réseau de Résistance Marco Polo. Il est emprisonné à Montluc le 27 novembre 1943. Il atteint le grade P2 pendant la guerre. Il décède à Lyon en 1996.

. Louis Malarte, chirurgien-dentiste à Avignon, surveillé, doit quitter Avignon en mars 1944 et se réfugier à Saint-Christol dans le Vaucluse pour continuer son action et superviser des parachutages dans la région de Forcalquier, dans la région des Basses-Alpes et des Alpes-de-Haute-Provence[1].

. Constant Berthet, dit « Molaire », est dentiste. Résistant de Saint-Jean-en-Royans, lieutenant dans la compagnie Fayard, il est tué le 27 août 1944 à Bourg-de-Péage, au lieu-dit la Maladière, dans la Drôme.

. Jacques Dourmias est un dentiste. Résistant réfugié à Saint-Hilaire-du-Rosier dans l'Isère, créateur d'un noyau du réseau de Résistance Combat, membre des FTPF, il est tué à Saint-Jean-en-Royans le 27 juin 1944.

. Jeanne Juliette Berçot, épouse Séguin, naît le 11 juin 1922 à Pont-de-Roide dans le Doubs. Jeanne Berçot travaille à l'imprimerie Vernier dans sa ville, avec ses deux sœurs, Raymonde et Yvette. À partir de 1941, elle devient institutrice. Les trois sœurs aident les époux Vernier dans leurs activités clandestines, dont l'impression

[1] http://fusilles-40-44.maitron.fr, 2007-2020. Avec l'aimable autorisation des responsables du site, Mrs Claude Pennetier et Dominique Tantin.

des *Cahiers du Témoignage chrétien.* Elles s'engagent dans l'Armée secrète à partir d'avril 1944. Jeanne épouse Maurice Séguin, le 1er mars 1946, à Fourbanne dans le Doubs. Après la guerre, elle entame des études pour devenir chirurgien-dentiste et elle exerce jusqu'à sa retraite[1].

. Blanche Alexandrine Corniot, épouse Chevaleyrias, naît le 7 août 1897 à Massangis dans l'Yonne. Blanche Corniot épouse Émile Chevaleyrias, le 21 octobre 1916, à Paris, dans le IIIe arrondissement. Le couple s'installe à Pont-Audemer. Emile Chevaleyrias exerce la profession de dentiste. Le couple s'engage dans la Résistance. À partir de mars 1944, Émile fait partie du réseau Goélette, ainsi que le neveu de Blanche Chevaleyrias, Paul Clémencin. Les époux Chevaleyrias et Paul Clémencin sont arrêtés le 29 mars 1944, sans doute à Évreux. Emile Chevaleyrias réussit à s'évader, mais Blanche Chevaleyrias reste détenue à la prison Bonne-Nouvelle à Rouen. Elle est déportée le 1er avril 1944 à Ravensbrück. Elle est libérée le 4 juin 1945 et rapatriée le 3 juillet, via la Suède. Blanche Chevaleyrias a été décorée de la médaille de la Résistance et de la Croix de guerre.

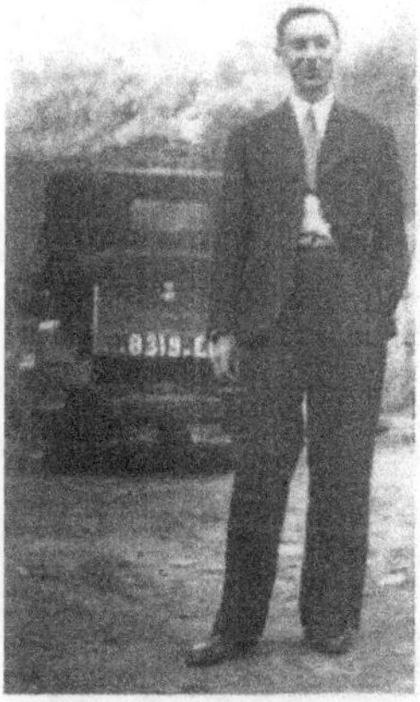

. René Georges Lévêque a 32 ans. Il est dentiste au 5, bd Carnot à Guéret et est très impliqué dans le mouvement « Ceux de Libération – Vengeance ». Il a soigné des jeunes du maquis de Sardent dans la Creuse. Il est en relation étroite avec la direction parisienne dudit mouvement[2].

René Georges Lévêque[3].

[1] http://fusilles-40-44.maitron.fr, 2007-2020. Avec l'aimable autorisation des responsables du site, Mrs Claude Pennetier et Dominique Tantin.
[2] http://fusilles-40-44.maitron.fr, 2007-2020. Avec l'aimable autorisation des responsables du site, Mrs Claude Pennetier et Dominique Tantin.
[3] ARSVHRC, bulletin n° 42, mars 2009, pp. 7-8. Avec l'aimable autorisation du président Guy Avizou de l'Association pour la recherche sur la Résistance et l'Occupation dans la Creuse (ARROC).

. Raymond Nivot est dentiste beaunois, né à Dijon, le 2 août 1914. Il soigne de nombreux Allemands chez qui il recueille énormément de renseignements. Il transmet ses informations à un résistant notoire et patient de son cabinet, Georges Clouturier. C'est Nivot qui le fait évader lorsque Clouturier est arrêté en 1944. Nivot permet aussi l'arrestation d'un agent de la Gestapo. Il sauve de l'arrestation quatre saboteurs parachutés en France depuis l'Angleterre, venus pour saper le moral et les défenses allemandes[1]. Dénoncés, c'est Nivot qui les évacue. Le dentiste parvient aussi à voler des documents classés « secret » aux Allemands et à les faire parvenir aux Alliés. Ces documents concernent le système de pointage de pièces de l'artillerie allemande. Nivot recevra les félicitations chaleureuses des Alliés après la guerre. Il est mort à Beaune, le 28 janvier 2002.

[1] http://fusilles-40-44.maitron.fr, 2007-2020. Avec l'aimable autorisation des responsables du site, Mrs Claude Pennetier et Dominique Tantin.

Le « coup de gueule » de Maurice Roy

Maurice Roy naît le 24 décembre 1866, à Nemours. Il entame sa scolarité à l'école Colbert de sa ville, qu'il achève en 1880. Alors que sa famille est désargentée, Maurice Roy travaille sans relâche et ne ménage pas ses efforts[1]. À 14 ans, il entre dans un laboratoire de prothèse dentaire et y œuvre en tant qu'apprenti mécanicien pour M. Adam, dentiste[2]. Très vite, gagnant un peu d'argent, il devient le soutien de sa famille. À côté de cette louable activité, il poursuit ses études. Il s'inscrit à l'École dentaire de Paris en 1884 et y obtient son diplôme en 1886. En 1889, il est démonstrateur et c'est aussi l'année de ses premières publications. En 1890, il est nommé chef de clinique, en 1895, professeur suppléant et en 1900, professeur titulaire[3]. Insatisfait, il entreprend de suivre les cours du soir et découvre les joies du latin, du grec et des mathématiques, ce qui lui permet de réussir son baccalauréat. Une fois celui-ci en poche, Maurice entame des études de médecine. Pour subvenir à ses besoins, il exerce en tant que dentiste dans un cabinet qu'il a ouvert au domicile de ses parents[4].

Lorsque vient le temps d'honorer ses devoirs militaires, il est exempté pour myopie, ce qui lui permet de se consacrer à la rédaction de sa thèse intitulée *La prothèse immédiate et la prothèse tardive dans les résections de la mâchoire inférieure* qu'il soutient

[1] Lebourg Lucien, « Souvenir de Maurice Roy (1866-1947) », in *L'Information dentaire*, 12/10/1972, n° 41, pp. 3805-3807 ; Sanz Javier, « Maurice Roy », in *Protagonistas de la Odontologìa*, http://www.maxillaris.com, juin 2006, pp. 90-92.

[2] Roy Nicole, communication personnelle, Paris, 2011.

[3] Sanz Javier, « Maurice Roy », in *Protagonistas de la Odontologìa*, http://www.maxillaris.com, juin 2006, pp. 90-92.

[4] Roy Nicole, communication personnelle, Paris, 2011.

en 1894. Un an après, il est affecté à l'hôpital Broussais, puis à la Pitié[1].

Lorsque l'Affaire Dreyfus éclate cette même année, Maurice Roy est indigné par tant d'injustice. Au cri littéraire du « J'accuse… » d'Émile Zola paru dans le journal *L'Aurore* en 1898, le jeune dentiste s'empresse de signer la pétition militant pour la réhabilitation du capitaine déchu[2].

En 1896, il publie un livre qui porte un titre particulièrement évocateur : *Thérapeutique de la bouche et des dents. Hygiène. Anesthésie*[3]. Cet ouvrage monumental connaît la joie d'une cinquième édition en 1930.

Soucieux du bien-être de ses confrères, il fonde, en 1902, la Société coopérative des dentistes de France destinée à fournir en matériel les praticiens du pays[4].

En 1902, puis en 1909, le Parisien développe une idée préalablement décrite par Claude Martin, concernant l'utilisation de la résection apicale[5].

Ayant participé activement à la création de la Fédération dentaire internationale en 1901, il devient logiquement membre de son comité exécutif en 1904, puis vice-président en 1911. Il est d'ailleurs réélu à cette dernière fonction en 1936.

En 1914, au VIe congrès dentaire international, à Londres, le praticien prouve dans une communication mémorable que la gencive et l'attachement marginal du cément aux dents saines

---

[1] Sanz Javier, « Maurice Roy », in *Protagonistas de la Odontologìa*, http://www.maxillaris.com, juin 2006, pp. 90-92 ; Roy Nicole, communication personnelle, Paris, 2011.

[2] Roy Nicole, communication personnelle, Paris, 2011.

[3] Sanz Javier, « Maurice Roy », in *Protagonistas de la Odontologìa*, http://www.maxillaris.com, juin 2006, pp. 90-92.

[4] Sanz Javier, « Maurice Roy », in *Protagonistas de la Odontologìa*, http://www.maxillaris.com, juin 2006, pp. 90-92 ; Roy Nicole, communication personnelle, Paris, 2011.

[5] Zimmer Marguerite, « Petite histoire de l'art dentaire du XVIIIème siècle à 1950 », in *Actes de la Société française d'histoire de l'art dentaire*, Paris, sans date, http://www.bium.univ-paris5.fr.

atteintes d'un abcès « serpigineux » ne sont jamais intacts[1]. Associé à son ami Paul Martinier, il publie un livre sur *Le traitement des blessures de guerre de la région maxillo-faciale*. D'ailleurs, dès le début de la guerre, avec le même ami, il crée le comité de secours des blessés des maxillaires et de la face. Il se dévoue sans compter, établit des protocoles de chirurgie et de réhabilitation prothétique, qui sont repris par d'autres centres (Sanz, 2006). De son expérience militaire en centre de chirurgie maxillo-faciale, 9 publications voient le jour[2].

En 1915, il contribue à la création de l'Aide confraternelle aux dentistes français et belges victimes de la guerre[3].

En 1918, il atteste que la pyorrhée alvéolaire débute systématiquement par une atrophie sénile. De 1934 à 1936, il s'intéresse de près aux procédés d'ancrage des prothèses fixées[4].

En 1923, il prend la direction de la revue *L'Odontologie*, succédant ainsi à Charles Godon qui vient de décéder. Il en était le rédacteur en chef depuis 1906. Par son travail acharné et son abnégation, il fait de cette revue, un acteur incontournable de la dentisterie de l'époque. Tous les thèmes y sont étudiés, sans sectarisme, mais avec objectivité et ouverture d'esprit[5].

En 1926, son grand traité *La pyorrhée alvéolaire* paraît. En 1928, atteint par la limite d'âge, il doit quitter l'Assistance publique[6].

---

[1] Zimmer Marguerite, « Petite histoire de l'art dentaire du XVIIIème siècle à 1950 », in *Actes de la Société française d'histoire de l'art dentaire*, Paris, sans date, http://www.bium.univ-paris5.fr ; Sanz Javier, « Maurice Roy », in *Protagonistas de la Odontologìa*, http://www.maxillaris.com, juin 2006, pp. 90-92

[2] Dreyfus H. & al., « Maurice Roy (1866-1947) », in *L'Odontologie*, 1947.

[3] Sanz Javier, « Maurice Roy », in *Protagonistas de la Odontologìa*, http://www.maxillaris.com, juin 2006, pp. 90-92.

[4] Zimmer Marguerite, « Petite histoire de l'art dentaire du XVIIIème siècle à 1950 », in *Actes de la Société française d'histoire de l'art dentaire*, Paris, sans date, http://www.bium.univ-paris5.fr;

[5] Sanz Javier, « Maurice Roy », in *Protagonistas de la Odontologìa*, http://www.maxillaris.com, juin 2006, pp. 90-92.

[6] Dreyfus H. & al., « Maurice Roy (1866-1947) », in *L'Odontologie*, 1947.

Le 28 juillet 1933, lors du congrès annuel de la Fédération dentaire internationale à Édimbourg, après un discours tonitruant de Georges Villain, son président, fustigeant le régime nazi, par son ardeur à défendre la liberté et l'idée de démocratie, et affichant ouvertement son souhait d'aider les dentistes juifs allemands en pleine détresse, Maurice Roy, s'associant pleinement à ces idées, s'insurge et fait adopter par le comité exécutif de la FDI, une motion déclarant : *« Le conseil exécutif de la FDI, dûment rassemblé en session à Édimbourg, le 28 juillet 1933, considérant uniquement la protection des droits acquis par les dentistes du monde entier par leurs diplômes accordés par des autorités compétentes dans leurs pays respectifs, déclare qu'en aucun cas, une question de race, de religion ou de politique ne peut restreindre la liberté et l'exercice de la profession de nos collègues dûment qualifiés. De même, aucune restriction ne peut leur être imposée qui pourrait les pousser à des manquements quant à leurs obligations morales et professionnelles*[1]. *»* Celle-ci est adoptée à l'unanimité, moins les Allemands qui se retirent de la FDI. En effet, après avoir effectué de nombreuses démarches pour aider leurs confrères, qui sont restées sans réponse, c'est de colère que le bureau de la FDI a finalement publié ce texte.

Avec l'accession au pouvoir d'Adolf Hitler en 1933, toute la société allemande passe sous le contrôle de l'autorité nazie et les persécutions contre les Juifs commencent. Ainsi, cette même année, le 24 mars 1933, le Dr Ernst Stück, dentiste de Leipzig, membre du Parti national-socialiste, devient le chef de tous les dentistes allemands. Dès le 23 mai, Stück ordonne que les responsables syndicaux des régions et des cantons se dotent d'un représentant politique appartenant à la NSDAP. Il est d'ailleurs présent au congrès de Vienne de la FDI qui se tient en 1936 et qui voit le sacre de Maurice Roy. Le mois qui précède le congrès en Écosse, une loi interdit à tous les dentistes juifs, du moins tous ceux qui ne sont pas en activité depuis 1914 ou qui ont interrompu leur activité en Allemagne depuis 1914, d'exercer. La situation des praticiens juifs dans cette contrée est désespérée. Ils ont de plus

---

[1] Ennis John, *The Story of the Fédération Dentaire Internationale (1900-1962)*, FDI (ed.), Londres, 1967.

toutes les peines du monde à quitter leur pays, malgré l'aide fournie par des personnalités comme Villain ou encore Roy[1].

En 1936 donc, Hans Pichler, stomatologue autrichien, préside le IXe congrès de la Fédération dentaire internationale à Vienne. Alors professeur, il affirme avec conviction : *« Nous, Autrichiens, voulons rester en contact avec la médecine, mais nous voulons collaborer avec les dentistes du monde entier vers un objectif commun. »* Le congrès connaît un franc succès, ce qui fait la fierté de Pichler, dans un pays où les dentistes sont avant tout des stomatologues. Deux résolutions approuvées par Pichler sont enregistrées à ce meeting : l'abolition de toute rivalité entre les stomatologues et les dentistes qui doivent travailler en parfaite harmonie, et l'obligation pour les dentistes d'avoir suivi une formation médicale appropriée sous contrôle universitaire[2]. À l'issue de ce congrès, Maurice Roy reçoit, pour ses travaux et son œuvre, la plus haute distinction, avec deux autres collègues, Gottlieb et Cieszinsky, attribuée par les 33 pays membres du nouveau comité exécutif, dont l'Allemagne, le prix international Miller. C'est Georges Villain en personne, dans une dernière action présidentielle, qui lui a remis son prix[3]. Cette année-là, notre homme reçoit aussi la Légion d'honneur pour services rendus à son pays[4].

Lorsque la France est envahie, le dentiste est bouleversé. Peu de temps après, sa femme vient à décéder en 1941. Sa volonté de résistance s'en trouve renforcée. Pendant la guerre, alors que son pays est occupé, il n'hésite pas à cacher à son domicile, à l'insu de

---

[1] Ennis John, *The Story of the Fédération Dentaire Internationale (1900-1962)*, FDI (ed.), Londres, 1967; Riaud Xavier, *Les dentistes allemands sous le IIIème Reich*, L'Harmattan (éd.), Collection Allemagne d'hier et d'aujourd'hui, Paris, 2005.

[2] Ennis John, *The Story of the Fédération Dentaire Internationale (1900-1962)*, FDI (ed.), Londres, 1967.

[3] Ennis John, *The Story of the Fédération Dentaire Internationale (1900-1962)*, FDI (ed.), Londres, 1967; Riaud Xavier, *Les dentistes allemands sous le IIIème Reich*, L'Harmattan (éd.), Collection Allemagne d'hier et d'aujourd'hui, Paris, 2005.

[4] Sanz Javier, « Maurice Roy », in *Protagonistas de la Odontologìa*, http://www.maxillaris.com, juin 2006, pp. 90-92.

tous, des aviateurs et des résistants. Il disposait dans un recoin de son appartement d'un réduit qu'il fermait à clé constamment et dont il interdisait l'accès à quiconque. Il a ainsi défié plus d'une fois l'autorité nazie. Devenu directeur de l'École dentaire de Paris, il interdit le port de l'étoile jaune dans ses locaux, ce qui aurait pu lui valoir d'être arrêté par la police pétainiste[1]. Lorsqu'un congrès dentaire s'ouvre à Paris, sous l'occupation, il quitte ostensiblement la séance inaugurale au moment où les Allemands y apparaissent[2]. Alors que les exigences des Allemands se font plus pressantes, il cesse son activité en cabinet en 1942, mais conserve ses fonctions à l'École dentaire, au journal *L'Odontologie* et à la Coopérative dentaire jusqu'à sa mort. Ses choix et ses convictions lui ont valu des articles anonymes injurieux dans le journal de l'Occupation, *Je suis partout*. L'un d'entre eux en particulier l'a vilipendé avec la plus grande virulence. Il s'en est moqué ouvertement et plus ses détracteurs l'ont fustigé, plus il en a été fier[3]. Les insultes et les brimades n'ont jamais entamé son courage[4]. Soupçonné par la Gestapo, il n'a eu que quelques visites de routine à déplorer.

Grand ami de Georges Villain disparu prématurément en 1938 et dont il écrit l'éloge funèbre dans *L'Odontologie*, la même année, Maurice Roy est un homme d'une droiture et d'une probité exemplaire. Exigeant avec les autres comme il l'est de lui-même, il est un enseignant prisé pour sa patience et la clarté de ses cours.

Auteur d'un nombre de publications incalculables - environ 200 qui comprennent articles, livres et communications -, cultivé à l'extrême puisqu'il a pour habitude de déclamer des tirades des grands auteurs français, curieux de tout, il lit tout ce qui lui passe entre les mains. D'ailleurs, son épouse disait de lui, à sa petite-fille : *« Je m'endors, ton grand-père lit. Je me réveille, ton grand-père lit*[5]*. »*

---

[1] Dreyfus H. & al., « Maurice Roy (1866-1947) », in *L'Odontologie*, 1947.
[2] Lebourg Lucien, « Souvenir de Maurice Roy (1866-1947) », in *L'Information dentaire*, 12/10/1972, n° 41, pp. 3805-3807.
[3] Dreyfus H. & al., « Maurice Roy (1866-1947) », in *L'Odontologie*, 1947.
[4] Lebourg Lucien, « Souvenir de Maurice Roy (1866-1947) », in *L'Information dentaire*, 12/10/1972, n° 41, pp. 3805-3807.
[5] Roy Nicole, communication personnelle, Paris, 2011.

Maurice Roy est décédé le 5 janvier 1947.

Voici un court extrait de son testament spirituel adressé à sa famille et écrit, alors qu'il comprend que ses forces déclinent, en 1942 : *« (...) J'ai cherché à être un bon humain, conscient que la morale collective est faite de la somme des morales individuelles de chacun. Je me suis efforcé de porter le moins de préjudices possible à cette morale collective de mon propre pays que j'aime passionnément, pensant ainsi que dans ma sphère infime, je travaillais obscurément à la perfection humaine et au bonheur de l'humanité, tout en ne me dissimulant ni l'infinie faiblesse de mes moyens ni l'impossibilité de ne jamais obtenir cette perfection, et ce bonheur ; je me suis donné cette satisfaction, en toute humilité, de travailler à rendre la condition humaine un peu moins mauvaise, ou plutôt de n'avoir pas travaillé à la rendre pire*[1]. *De même que dans les conditions où le sort m'a placé, je me suis efforcé d'apporter une très modeste contribution au progrès du savoir humain, heureux si j'ai pu, au terme de mon existence, y laisser, par comparaison, un de ces infimes grains de sable dont l'ensemble constitue l'Himalaya. Je mourrai tranquille, si, jusqu'au bout, j'ai pu être, suivant mon désir, un bon père de famille, un bon citoyen, un bon artisan, au sens large du mot, dans la profession où le sort m'a placé. (...) »*

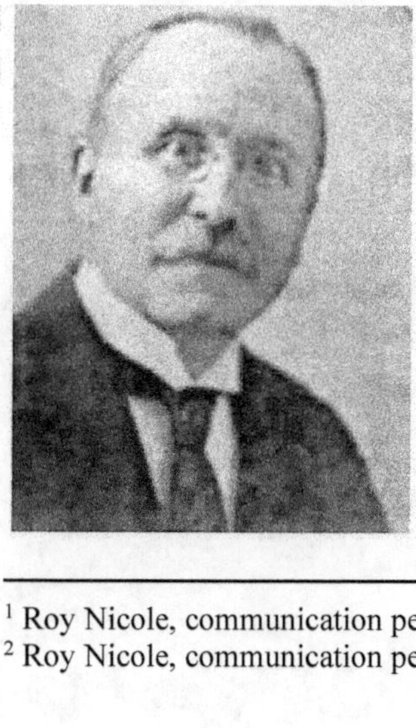

Maurice Roy[2].

[1] Roy Nicole, communication personnelle, Paris, 2011.
[2] Roy Nicole, communication personnelle, Paris, 2011.

Mécaniciens-dentistes (= prothésistes dentaires)

David Émile, le fusillé

« Fils d'Émile David, chaudronnier à la Compagnie des chemins de fer d'Orléans, militant communiste de longue date du département de Loire-Inférieure (Loire-Atlantique) et dirigeant du Parti communiste à la veille de la déclaration de guerre, Émile David, né en 1922, est, en 1939, trésorier régional des Jeunesses communistes, secrétaire de l'organisation nantaise et l'un des plus actifs militants du cercle de Doulon. Il est interné à l'île d'Yeu en décembre 1939.
Le soupçonnant d'être à l'origine de distributions de tracts dans son quartier, le préfet ordonne une perquisition à son domicile le 15 février 1941. Quelques documents périmés sont découverts, mais Émile David est arrêté par la police municipale nantaise le 17 février et interné au centre de séjour surveillé du Croisic avant d'être envoyé, le 2 mai 1941, au camp de Choisel à Châteaubriant.

Il fait partie des internés désignés comme otages à la suite du meurtre du lieutenant-colonel Hotz, commandant de la place de Nantes. Sa lettre à ses parents terminée, il a écrit sur l'une des parois de sa baraque : « Les vingt-sept qui vont mourir gardent leur courage et leur espoir en la lutte finale et la victoire de l'URSS, libératrice des peuples opprimés. » Une cellule communiste nantaise porte son nom[1]*. »*

Voici la retranscription fidèle de sa dernière lettre à ses parents alors que les Allemands viennent le chercher pour le fusiller. Elle a été écrite à Châteaubriant le 22 octobre 1941.

« Ma chère petite mère adorée, et mon petit frère René, ainsi que mon cher papa ; à l'heure où tu recevras ces quelques mots, je serai loin de vous et pour toujours. En effet, il est 1 heure ½ et les Allemands viennent nous chercher pour nous transporter vers

[1] https://fusilles-40-44.maitron.fr, *David Emile, Léopold*, 2007-2022.

une destination inconnue. Je vais vous dire tout de suite que je dois être fusillé, ainsi que 26 autres camarades. Nous mourrons avec l'espoir que ceux qui resteront auront la liberté et le bien-être. Mes dernières pensées sont celles-ci : j'ai fait une paire de sabots à trèfle à 4 feuilles pour toi chère maman ; et l'hydravion, pour mon cher petit frère. Je n'ai rien pour Suzanne. Je demanderai qu'une partie de mes photos lui soit remise. Bien triste souvenir que cette lettre, mais mourir à présent ou plus tard, cela n'a pas d'importance. Ne t'en fais pas, maman, et garde ta force et ton courage, car songe qu'il y a mon cher petit frère René à élever. Toutes mes affaires te seront transmises et tout mon matériel. Adieu, ma chère petite maman, et adieu à toi aussi, mon cher René. Je n'écris pas à papa, car cela le chagrinera assez vite. Adieu une dernière fois et songez que tous mes camarades pensent à vous. Adieu, mon bon papa ; je vous ai toujours aimés malgré que je vous aie fait beaucoup de peine. Adieu, adieu à tous. Émile David[1] »

Il est fusillé à la Sablière à Châteaubriant, le 22 octobre 1941 à 16h10. Il fait partie des célèbres « 50 otages » dont une rue de Nantes porte le nom en hommage.

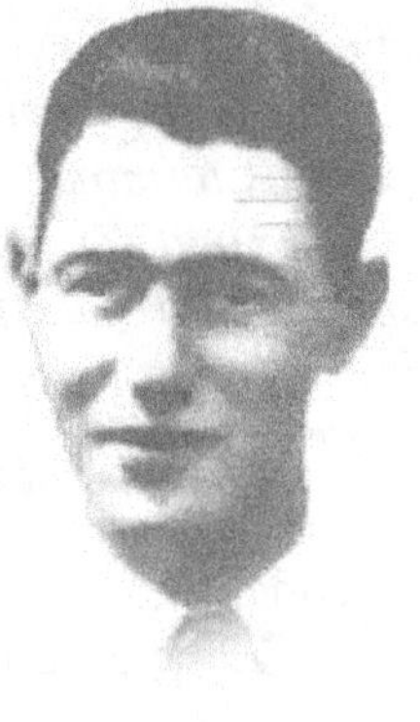
[2]

[1] www.amicaledechateaubriant.fr, *David Emile, 19 ans*, 2022.
[2] www.amicaledechateaubriant.fr, *David Emile, 19 ans*, 2022. Avec l'aimable autorisation de l'amicale de Châteaubriant.

Germain Roger Louis Planche

Germain Planche est né à Sainte-Féréole, une bourgade de Corrèze, le 23 février 1914. En 1936, Germain habite à Blaye-les-Mines dans le Tarn. En 1936, Germain Planche effectue son service militaire à la 13e section d'infirmiers militaires en garnison à Vichy dans l'Allier. Il se marie à Nîmes dans le Gard, le 14 avril 1936.

En 1944, Germain Planche réside à Nîmes, 28 rue Notre-Dame. Il exerce la profession de mécanicien-dentiste. Résistant, ses activités ne sont pas inconnues de la Milice. Le chef du 2e bureau du Gard de cette organisation, Emmanuel Passemard, reproche à la police sa réticence à réprimer la Résistance. Les miliciens nîmois décident donc de passer à l'action[1]. Le 21 avril 1944, les cadavres de deux résistants nîmois, dont Germain Planche, sont découverts et identifiés. Son décès est déclaré à l'état civil par son beau-frère. Germain Planche est enlevé le 17 avril 1944 et conduit dans les locaux nîmois de la Milice, avenue Feuchères. Il y est torturé, puis exécuté le 20 avril 1944 sur le bord de la route d'Arles, près du moulin Gazay, dans les Bouches-du-Rhône. L'acte de décès indique qu'il a expiré à 22h30. Sur son corps, on a relevé une dizaine de blessures par armes à feu. Le nom de Germain Planche figure sur le monument aux morts de Nîmes. Il a été homologué membre des FFI et déclaré « Mort pour la France » le 22 mai 1945. Cette mention est retranscrite en marge de son acte de décès, le 29 mai 1945.

[1] http://fusilles-40-44.maitron.fr, « Planche Germain, Roger, Louis », 2007-2020. Avec l'aimable autorisation des responsables du site, Mrs Claude Pennetier et Dominique Tantin.

Louis Angevin

Louis Angevin est né le 11 juin 1914 à Paris, dans le XVe arrondissement. Il s'est marié le 9 juillet 1942, à Seuilly, dans l'Indre-et-Loire, avec Madeleine Revol. Il habite Paris, dans le XVIIe arrondissement, au moment de son mariage, puis habite Chinon, dans l'Indre-et-Loire. Il est mécanicien-dentiste. Membre des FFI, sans doute en Dordogne, il est pris en otage avec d'autres hommes par des soldats de la Wehrmacht aidés de miliciens. Les 14 otages sont emprisonnés et violentés à Cénac-et-Saint-Julien en Dordogne, puis exécutés sommairement par fusillade, le 28 juin à Léobard dans le Lot en bordure du ruisseau le Céou. L'un d'eux a survécu et a pu témoigner.

Louis Angevin a obtenu la mention « Mort pour la France » et a été homologué résistant, membre des Forces françaises de l'intérieur (FFI), et interné résistant (DIR).

Son nom figure sur la stèle commémorative du 28 juin 1944 à Léobard et sur le monument commémoratif 1939-1945 à Sarlat-la-Canéda en Dordogne[1].

[1] http://fusilles-40-44.maitron.fr, « Angevin Louis », 2007-2020. Avec l'aimable autorisation des responsables du site, Mrs Claude Pennetier et Dominique Tantin.

Claude Belmas

Claude Belmas naît en 1922 à Saint-Chinian dans l'Hérault. Apprenti mécanicien-dentiste au début de la guerre, ce jeune militant communiste rejoint la Résistance en 1943 et organise le premier maquis de la Drôme. En 1944, il est secrétaire politique du Comité départemental de Libération. Dès lors, son engagement se confond avec ses activités professionnelles. Jusqu'en 1948, il écrit pour la presse communiste locale (*Fraternité*, *Les Allobroges*, *Le Travailleur alpin*, *La Voix populaire*) tout en s'occupant du Secours populaire de la Drôme et de la formation de militant à l'école régionale du Parti communiste. Il anime également les comités des combattants de la Paix dans la Drôme, ce qui lui vaut d'être plusieurs fois condamné.

Blessé et inculpé à la suite des grèves de 1947, il se rapproche de la communauté de Boimondau animée par Marcel Mermoz, dont plusieurs militants ont participé aux manifestations. C'est au sein de cette communauté, marquée par l'ouverture et la tolérance, qu'il trouve un emploi lorsqu'en 1950, il est licencié par le Parti communiste[1]. Si Claude Belmas s'initie à l'esprit coopératif à Boimondau, il y apporte aussi son expérience pratique du militantisme politique. Après l'indépendance de l'Algérie, il s'investit dans les activités du Bureau d'études et de réalisations urbaines (BERU), coopérative ouvrière de production engagée dans la construction de logements à Alger et à Oran[2]. Claude Belmas meurt le 17 décembre 1976.

---

[1] http://fusilles-40-44.maitron.fr, « Claude Belmas », 2007-2020. Avec l'aimable autorisation des responsables du site, Mrs Claude Pennetier et Dominique Tantin.

[2] http://fusilles-40-44.maitron.fr, « Claude Belmas », 2007-2020. Avec l'aimable autorisation des responsables du site, Mrs Claude Pennetier et Dominique Tantin.

Alfred Henri Lamy

Alfred Lamy est né le 26 novembre 1898 à Paris, dans le IIIe arrondissement. Célibataire, il est domicilié 14 rue de Cœuilly à Champigny-sur-Marne dans le Val-de-Marne. Il travaille comme mécanicien-dentiste. Le 19 août 1944, à Champigny-sur-Marne, alors que Alfred Lamy va à la pêche sur les bords de Marne, un camion militaire allemand transportant des résistants qui viennent d'être arrêtés à un passage à niveau de Champigny est mitraillé. Alfred Lamy prend peur, se jette dans le fossé, mais est arrêté[1]. Lui et les prisonniers rescapés sont emmenés au fort de Nogent-sur-Marne, puis le lendemain dans celui de Romainville où la garnison allemande quitte les lieux. Le fort est réoccupé le jour même par des Géorgiens de l'armée Vlassov, troupes auxiliaires de la Wehrmacht. Le dimanche 20 août, dans l'après-midi, avant de quitter le fort, les Géorgiens mitraillent les onze victimes presque à bout portant, derrière le bâtiment central. Le lendemain, les résistants des Lilas découvrent les corps, les photographies des suppliciés publiées dans la presse redevenue libre, ce qui provoque une forte émotion. Les équipes du Comité de Libération du cinéma français (CLCF) filment les corps, le 21 août. Les images projetées dans les salles parisiennes quelques semaines plus tard marquent fortement les esprits. À l'été 1945, l'exposition au Grand Palais à Paris, « Crimes hitlériens » présente également ce crime de guerre. L'identité de son cadavre n'a pas pu être établie formellement. Son signalement indique *« paraissant 40 ans, une corpulence assez forte, taille moyenne, vêtu d'une veste grise à rayures, pantalon en toile bleue, chemise bleu clair, chaussures basses jaunes à lacets, tête déchiquetée »*. Son acte de décès dressé le 27 août 1944 est

[1] http://fusilles-40-44.maitron.fr, « Alfred Henri Lamy », 2007-2020. Avec l'aimable autorisation des responsables du site, Mrs Claude Pennetier et Dominique Tantin.

rectifié suite à l'ordonnance du tribunal de la Seine, le 18 novembre 1949, transcription du 13 janvier 1950.

Alfred Lamy a été reconnu « Mort pour la France » le 23 janvier 1962. Son nom est gravé sur la plaque commémorative 1939-1945 de la mairie des Lilas et sur le monument aux morts de Romainville[1].

[1] http://fusilles-40-44.maitron.fr, « Alfred Henri Lamy », 2007-2020. Avec l'aimable autorisation des responsables du site, Mrs Claude Pennetier et Dominique Tantin.

Gaston Hamon

Il naît le 14 mai 1921 à Saint-Marc dans le Finistère. Fils unique de Raoul Hamon, mécanicien des chemins de fer, et de Marie-Louise Bézier, mariés en 1919 à Saint-Marc, commune de l'agglomération de Brest, Gaston Hamon exerce à Dieppe le métier de mécanicien-dentiste. Célibataire, il demeure, chez ses parents, au 16 rue Pasteur à Neuville-lès-Dieppe. Officiellement immatriculé dans la Résistance au 1er avril 1943, il est l'adjoint du commandant de la neuvième compagnie FTPF dont il est le responsable politique avec le grade de capitaine. Il participe à de nombreux actes de sabotages de mars 1942 au 10 août 1944, date à laquelle il est arrêté à son domicile à 6h00 du matin par deux inspecteurs allemands accompagnés de feldgendarmes, en tant que chef d'un mouvement clandestin et sous l'inculpation de sabotage[1]. Après un interrogatoire à la feldgendarmerie de Dieppe, il est transféré à Rouen à la prison de Bonne-Nouvelle, puis au domaine allemand du palais de justice de Rouen, lieu d'incarcération et de tortures. Là, on perd sa trace le 13 août 1944. Les Allemands l'auraient confié à la Milice qui l'aurait fusillé à Rouen en un lieu indéterminé. Les documents officialisant la qualité de Résistant « Mort pour la France » de Gaston Hamon indiquent qu'il a été « Fusillé à Rouen » sans autre précision. Son corps n'ayant jamais été retrouvé, un jugement déclaratif de mars 1949 officialise son décès sur le registre d'état civil de Neuville-lès-Dieppe, avec la mention marginale « Mort pour la France ». La Croix de guerre avec étoile de vermeil lui a été attribuée avec la citation : *« Résistant de la première heure, d'un courage et d'un dynamisme extraordinaire, il prit part à de nombreux sabotages[2] ».*

---

[1] http://fusilles-40-44.maitron.fr, « Hamon Gaston, Jean », 2007-2020. Avec l'aimable autorisation des responsables du site, Mrs Claude Pennetier et Dominique Tantin.

[2] http://fusilles-40-44.maitron.fr, « Hamon Gaston, Jean », 2007-2020. Avec l'aimable autorisation des responsables du site, Mrs Claude Pennetier et Dominique Tantin.

Georges Beccolaro, dit Le Frisé

Georges Beccolaro naît le 6 mai 1923 à Clermont-Ferrand dans le Puy-de-Dôme. Il est mécanicien-dentiste chez le Dr Soulet, dentiste, rue des Gras à Clermont-Ferrand. Il est appelé aux Chantiers de Jeunesse en 1943 et déserte lorsqu'il est désigné pour son transfert en Allemagne au titre du STO. Il rejoint alors la résistance et le maquis au sein des Mouvements unis de la Résistance. Connu sous le nom de guerre Le Frisé, il est incorporé à la 11e compagnie du 3e Bataillon FFI du Mont-Mouchet sous les ordres du lieutenant-colonel Proust, alias Lavenue, et directement sous les ordres du lieutenant Ballet, alias Jaurès, à compter du 25 mai 1944. Selon d'autres, il aurait été capitaine de la 14e compagnie. Il ne s'agirait pas ici de la 14e compagnie du Mont-Mouchet, mais de la 14e compagnie du Puy-de-Dôme. Il prend part aux combats des 9, 10, 11 et 12 juin 1944 qui se déroulent au Mont-Mouchet. Il est arrêté le 2 juillet 1944 dans la région d'Issoire dans le Puy-de-Dôme ou du Mont-Mouchet par l'armée allemande[1]. Il est livré au SD, transféré le jour même à Clermont-Ferrand à la prison militaire allemande. Son dossier de demande d'attribution de la carte de Combattant volontaire de la Résistance indique, sur la base du témoignage de Jean Vernière, membre français du SD, qu'il a été fusillé à Aulnat. Mais, d'après le témoignage de Robert Roth, membre du SD, lors de son procès, Beccolaro aurait été massacré au cours de son interrogatoire le jour même de son arrestation, dans le bureau de son geôlier. Son corps a été plié dans une toile de tente et a été enterré, dans un trou de bombes au camp d'aviation d'Aulnat comme de nombreux autres résistants. Il a été reconnu « Mort pour la France », homologué Déportés et internés

[1] http://fusilles-40-44.maitron.fr, « Beccolaro Georges (pseudonyme dans la Résistance : Le Frisé) », 2007-2020. Avec l'aimable autorisation des responsables du site, Mrs Claude Pennetier et Dominique Tantin.

de la résistance (DIR). En 1958, il a reçu à titre posthume la carte de Combattant volontaire de la Résistance (CVR).

Son nom est inscrit sur le Monument aux Morts 1939-1945 à Clermont-Ferrand, sur le tableau commémoratif de l'École Jean Macé à Clermont-Ferrand, où il a fait ses études primaires[1].

[1] http://fusilles-40-44.maitron.fr, « Beccolaro Georges (pseudonyme dans la Résistance : Le Frisé) », 2007-2020. Avec l'aimable autorisation des responsables du site, Mrs Claude Pennetier et Dominique Tantin.

Ambroise Provost

Ambroise Provost est né le 1er décembre 1921 à Ploulec'h, proche de Lannion, dans les Côtes-d'Armor. Mécanicien-dentiste à Lannion, Ambroise Provost a été en contact avec le premier groupe de résistances du Trégor, animé par Roger Barbé, et démantelé en décembre 1940. Fin 1942, il est recruté au sein des Jeunesses communistes clandestines par Simone Bastien. Il fait aussi partie du groupe local des FPJ (Front patriotique de la Jeunesse), branche jeune du Front national. Il est arrêté le 10 mars 1943, sur dénonciation, suite aux actions contre les collaborateurs, en particulier Anatole de Carcaradec, membre du Conseil départemental mis en place par Vichy. Incarcéré à Compiègne, il fait partie du convoi dit des « tatoués » qui a quitté la ville le 27 avril 1944. Arrivé à Auschwitz puis à Buchenwald, avec le matricule N° 53 056, il est abattu par les SS à Jessen lors de la marche de la mort.

Une rue de Lannion porte son nom[1].

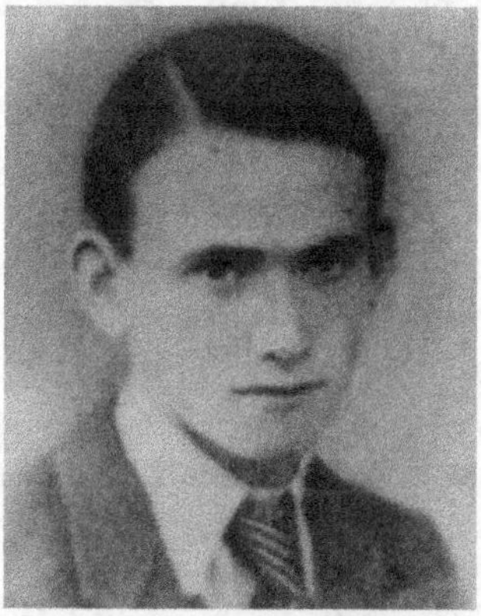

[2]

---

[1] http://fusilles-40-44.maitron.fr, « Provost Ambroise, Jean, François », 2007-2020. Avec l'aimable autorisation des responsables du site, Mrs Claude Pennetier et Dominique Tantin.

[2] http://fusilles-40-44.maitron.fr, « Provost Ambroise, Jean, François », 2007-2020. Avec l'aimable autorisation des responsables du site, Mrs Claude Pennetier et Dominique Tantin.

Khlavne Mirsky

Il naît le 1er janvier 1911 à Tchernobyl en Russie. Léon Mirsky vient en France avec ses parents. Ils habitent 8 rue des Peupliers à Paris. Ils sont naturalisés par le décret du 26 mai 1927. Il effectue son service militaire du 15 avril 1932 au 15 avril 1933 au 146e Régiment d'infanterie à Metz[1].

Il demeure au 18 rue de Belleville à Paris. Il exerce comme mécanicien-dentiste chez un dentiste du XIXe arrondissement. Adhérent du parti communiste, il milite à la section du XXe arrondissement, il est responsable de la propagande. Il diffuse *L'Humanité*, distribue des tracts et colle des affiches. Il épouse Odette Wolfman le 27 juin 1936 et a une fille Françoise née en décembre 1937. Il est mobilisé le 2 septembre 1939, affecté au 218e Régiment d'infanterie de l'armée d'Orient à Bayonne. Il part au Maroc, puis en Tunisie. Sa démobilisation a lieu début septembre 1940. Dès son retour, son domicile est sous surveillance policière. Un rapport des Renseignements généraux en date du 3 octobre 1940 indique que la veille une surveillance s'est achevée et que personne ne s'est rendu chez lui. Le 10 octobre 1940, considéré comme un individu dangereux pour la sécurité publique, en application du décret-loi de 18 novembre 1939, Léon Mirsky est interné administrativement au camp d'Aincourt dans le Val-d'Oise, puis au camp de Voves dans l'Eure-et-Loir. Dirigé sur Compiègne, il est déporté le dimanche 21 mai 1944 à destination de Neuengamme en Allemagne. Léon Mirsky travaille au kommando de Helmstedt Beendorf à l'aménagement d'usines souterraines dans d'anciens puits de mine, puis, en février 1945,

[1] http://fusilles-40-44.maitron.fr, « Moniez Numa », 2007-2020. Avec l'aimable autorisation des responsables du site, Mrs Claude Pennetier et Dominique Tantin.

au kommando de Wöbbelin à la construction d'un camp pour les prisonniers de guerre[1].

La 82e Division aéroportée américaine libère Wöbbelin le 2 mai 1945, mais les prisonniers sont évacués avant leur arrivée par les SS. Trois navires allemands, dont le Cap Arcona, amarrés dans la baie de Lübeck, sont transformés en prison de déportés et d'ouvriers du STO. L'aviation britannique bombarde les navires le 3 mai. Il y a eu plus de 7 000 tués, dont Léon Mirsky, matricule 31893. Sa mort est enregistrée le 16 octobre 1946 à la mairie du XXe arrondissement avec la mention « Mort pour la France ». Il a été homologué au titre de la Résistance intérieure française (RIF).

---

1 http://fusilles-40-44.maitron.fr, « Moniez Numa », 2007-2020. Avec l'aimable autorisation des responsables du site, Mrs Claude Pennetier et Dominique Tantin.

Gustave Julien Marquet

Il naît le 1er avril 1890 à Reims dans la Marne. De 1920 à 1926, Gustave Marquet est secrétaire du syndicat des mécaniciens-dentistes de la région parisienne et, à partir de janvier 1931, secrétaire du même syndicat du Sud-Finistère. De 1936 à 1939, il devient secrétaire de l'Union locale des syndicats CGT de Quimper dans le Finistère et, durant la même période, il est aussi membre de la commission administrative de l'Union des syndicats CGT du département. Administrateur de la Caisse primaire départementale des assurances sociales du Finistère en 1935, il est élu le premier vice-président de la Caisse primaire départementale des assurances sociales du Finistère, le 18 avril 1939. La même année, il est délégué du conseil d'administration de la Caisse départementale du Finistère et de la Fédération régionale des Caisses départementales de l'Ouest au congrès de la Fédération nationale des Caisses départementales qui a lieu le 25 mars[1].

Pendant la Seconde Guerre mondiale, il conserve des fonctions officielles dans les assurances : administrateur de l'Union régionale des Caisses d'assurance maladie-maternité (arrêté ministériel du 4 septembre 1941), membre du bureau de l'Union régionale des Caisses d'assurance maladie-maternité (18 novembre 1943), administrateur de la Fédération nationale des Caisses départementales (14 mars 1944). Fin 1940, il est emprisonné par les Allemands pour propagande gaulliste à Châteaulin dans le Finistère. Il y demeure quinze jours comme détenu. Gustave Marquet entre en Résistance et opère comme agent de renseignements dans le réseau « Cohors-Asturies » et dans le réseau « Libération-Nord ».

[1] http://fusilles-40-44.maitron.fr, « Marquet Gustave, Julien », 2007-2020. Avec l'aimable autorisation des responsables du site, Mrs Claude Pennetier et Dominique Tantin.

Membre de la Fédération du Parti socialiste SFIO, il est chargé, après la Libération, de l'organisation et de la propagande dans le Sud-Finistère. Il finit par être nommé membre du Conseil supérieur des assurances sociales (arrêté ministériel du 2 juin 1945). Il décède le 29 juillet 1963 à Quimper dans le Finistère[1].

[1] http://fusilles-40-44.maitron.fr, « Marquet Gustave, Julien », 2007-2020. Avec l'aimable autorisation des responsables du site, Mrs Claude Pennetier et Dominique Tantin.

Daniel Paquet

Daniel Paquet naît le 29 août 1927 à Felletin dans la Creuse.

Daniel Paquet obtient son certificat d'études, à Cressat dans la Creuse à 12 ans, en 1939, année où la famille Paquet vient s'installer rue Grande à Argenton-sur-Creuse dans l'Indre. À la suite d'un arrêté préfectoral du 24 septembre 1941, Joseph Paquet, le père de Daniel ainsi que René, son frère, soupçonnés d'avoir distribué des tracts communistes, sont arrêtés le 4 octobre 1941 par la gendarmerie française et enfermés au camp d'internement de Nexon dans la Haute-Vienne. Daniel visite son père et son frère au camp de Nexon, ce qui renforce sa détermination à s'engager dans la Résistance. L'internement du père et celui du frère sont responsables d'une situation difficile pour la famille Paquet. Daniel a 14 ans. Pour aider sa mère, il trouve un travail d'aide-bûcheron où il fait aussi du charbon de bois[1]. Quelques mois plus tard, il contracte un apprentissage de cinq ans de mécanicien-dentiste à Argenton-sur-Creuse.

Fin 1941, Daniel a plusieurs fois le contact, à Argenton-sur-Creuse, avec Roger Samson chargé de la mise en place de « l'Organisation spéciale » du PCF dans le département de l'Indre. Il n'a pas 15 ans quand il entre en résistance en mai 1942 dans les Francs-Tireurs et Partisans (FTP). Chargé de la distribution de tracts, de la recherche de nouveaux résistants, du recrutement pour le PC clandestin, il aide aussi son frère René chargé d'un groupe de résistance, notamment des cheminots, à Argenton-sur-Creuse. Daniel met en place, courant 1943, un groupe de résistance à Saint-Gaultier dans l'Indre. Son frère René doit entrer dans la

[1] http://fusilles-40-44.maitron.fr, « Paquet Daniel », 2007-2020. Avec l'aimable autorisation des responsables du site, Mrs Claude Pennetier et Dominique Tantin.

clandestinité, en Creuse, le 20 octobre 1943 où il est chargé de la propagande des FTP pour la Creuse et l'Indre. En février 1944 sont créées les Forces françaises de l'Intérieur (FFI) qui regroupent l'ensemble des organisations de résistance, dont les FTP. Ces derniers se structurent sur le plan départemental de l'Indre et Daniel Paquet à la responsabilité du groupe de Saint-Gaultier. Il est aussi chargé du transport de munitions, d'explosifs, de la récupération de matériel, de la réception de parachutages. Paquet, à la tête de l'un des groupes de résistants, participe à l'attaque du train d'essence le 9 juin 1944 à Argenton-sur-Creuse dans l'Indre[1]. Paquet est mis à disposition du maquis de Cluis pour la formation des résistants à l'utilisation des explosifs et aux actions de sabotage de voies ferrées, de ponts routiers et de pylônes électriques. Le 6 juillet, Paquet doit rejoindre l'état-major des FTP au maquis de Dampierre puis il est rapidement affecté au maquis de Saint-Benoît-du-Sault dans l'Indre. Paquet organise, dès son arrivée, un sabotage des deux voies de la ligne Paris-Toulouse, à proximité de la gare de Saint-Sébastien dans la Creuse. Le 15 août 1944, le maquis de Saint-Benoît-du-Sault, auquel appartient Paquet maintenant, est chargé de la sécurité et de la réception d'un groupe de 25 parachutistes des services spéciaux américains pour s'emparer du barrage et de l'usine hydro-électrique d'Éguzon dans l'Indre. Daniel Paquet est chargé de la liaison entre le commando américain et les FTP. C'est un succès, les Allemands sont partis. Le 1er septembre 1944, Daniel Paquet est convoqué à Argenton-sur-Creuse par ses supérieurs. Ils lui apprennent qu'il est muté au 3e bataillon et chargé de commander la 2202e compagnie FTP laquelle comprend 80 républicains espagnols. Il est nommé lieutenant. En septembre 1944, il reçoit la Croix de Guerre 1939-1945 qui lui est remise à Limoges. Il a 17 ans. En octobre, il est démobilisé. On lui propose de rester dans l'armée, mais Daniel décline l'offre et reprend son travail de mécanicien-dentiste pour quelques mois. Début 1945, Daniel Paquet signe cependant, à Châteauroux, un engagement *« pour la durée de la guerre »*, et est affecté au 11e régiment de chasseurs motorisés (RCM),

---

[1] http://fusilles-40-44.maitron.fr, « Paquet Daniel », 2007-2020. Avec l'aimable autorisation des responsables du site, Mrs Claude Pennetier et Dominique Tantin.

composante de la 3e division blindée (DB). Ancien maquisard, il ne fait pas état de son grade d'assimilation (aspirant) et s'engage comme 2e classe. Il a déclaré qu'il est mécanicien-dentiste : il est alors affecté au peloton de dépannage du 4e escadron. Quelques mois plus tard, le 11e RCM est envoyé en occupation en Allemagne. Il est démobilisé en février 1946.

Rendu à la vie civile, Daniel Paquet ne retrouve pas son emploi de prothésiste à Argenton-sur-Creuse. Il se marie en 1947. Il s'installe en 1949 en région parisienne, à Villejuif, dans le Val-de-Marne, puis à Paris en 1951. Il travaille chez Citroën, puis Peugeot. Il se lance ensuite dans la restauration. En 1984, le couple Paquet prend sa retraite dans les Pyrénées-Orientales. Daniel Paquet a été fait chevalier de la Légion d'honneur le 7 mai 2015 à Perpignan. Il obtient la carte de combattant volontaire de la Résistance et la carte de combattant. Daniel décède le 30 septembre 2020 à Saint-Laurent-Nouan dans le Loir-et-Cher[1].

---

[1] http://fusilles-40-44.maitron.fr, « Paquet Daniel », 2007-2020. Avec l'aimable autorisation des responsables du site, Mrs Claude Pennetier et Dominique Tantin.

Joseph Minc

Joseph Minc naît le 14 mars 1908 à Brest-Litovsk d'une famille juive, d'un père commerçant et d'une mère, fille de rabbin, qu'il perd à l'âge de 10 ans. Obligée de quitter Brest-Litovsk lors de l'évacuation de la population civile en 1914, la famille revient s'y installer en 1918 et traverse une période de grande pauvreté. Au terme d'une scolarité en école hébraïque, Joseph Minc devient en 1922 apprenti mécanicien-dentiste[1].

Après la conquête de Brest-Litovsk par les bolcheviks, il se familiarise avec les théoriciens marxistes et rompt avec toute appartenance religieuse. Il s'engage en 1923 dans le Secours rouge. En 1924, il adhère au P.C. et devient secrétaire du syndicat de la métallurgie de Brest-Litovsk. Participant à la propagande clandestine du P. C., il s'oppose aux militants bundistes et sionistes, mais prend ses distances en 1926 à Piłsudski et préfère se consacrer aux organisations de jeunesse et à la formation politique. Après avoir obtenu le baccalauréat tout en travaillant, il rencontre sa future femme, Lisa Bogacz, militante communiste et institutrice.

Empêché de poursuivre ses études parce que juif, il décide de quitter la Pologne en septembre 1931 pour rejoindre un ami à Bordeaux. Il entame des études de chirurgie dentaire, tout en travaillant pour un dentiste, et prend contact avec le P.C.F. En mars 1932, Lisa est arrêtée en Pologne. Ses parents obtiennent sa libération sous caution, elle quitte illégalement la Pologne pour la France, et rejoint Joseph en décembre. Le couple milite alors dans les organisations communistes juives et fréquente d'autres émigrés

[1] http://fusilles-40-44.maitron.fr, « Minc Joseph », 2007-2020. Avec l'aimable autorisation des responsables du site, Mrs Claude Pennetier et Dominique Tantin.

juifs polonais communistes comme Max et Marthe Wolikow, Joseph et Paula Epstein. En 1937, ils s'installent à Paris où Joseph ouvre un cabinet de prothésiste. Ils se marient, peu de temps avant la naissance de leur fille Betty, en août 1938.

En septembre 1939, Joseph obtient son diplôme de chirurgien-dentiste et s'enrôle dans l'armée polonaise fin février 1940. Quelques mois plus tard, il est fait prisonnier, puis libéré grâce à son diplôme de dentiste. De retour à Paris, il reprend une activité de mécanicien-dentiste, puis entre dans la clandestinité en 1942. Membre du MNCR (Mouvement national contre le racisme) et de l'UJRE (Union des juifs pour la résistance et l'entraide), il participe au sauvetage d'enfants juifs et échappe de peu à plusieurs arrestations. Affecté à un groupe de la MOI (Main-d'œuvre immigrée) en 1944 pour préparer l'insurrection parisienne, il entre dans le « comité d'unité juif » en tant que responsable de la question des enfants[1]. Il prend alors une part active dans la création de la Commission centrale de l'enfance qui succède début 1945 au comité de l'enfance de l'UJRE. Il y travaille comme permanent jusqu'en 1946, son rôle étant d'ouvrir des maisons accueillant des enfants de déportés et de superviser l'organisation de colonies de vacances. Membre également du CADI, le Centre d'action et de défense des immigrés, il participe aux négociations qui débouchent sur la reconnaissance du droit d'exercer pour les médecins résistants et anciens combattants étrangers. Il ouvre alors un cabinet dentaire, est naturalisé en 1948 et a un second enfant, Alain Minc, en 1949. Il contribue à la création du MRAP en mai 1949, puis est sollicité par le Parti pour prendre la tête de l'UGEVRE (Union générale des engagés volontaires résistants d'origine étrangère) où il est élu secrétaire général en 1950. Il occupe ce poste jusqu'en 1968 tout en continuant son travail de dentiste[2].

Ses premiers doutes à l'égard du P.C.F. se font sentir au moment de la campagne contre la culture yiddish en Union

[1] http://fusilles-40-44.maitron.fr, « Minc Joseph », 2007-2020. Avec l'aimable autorisation des responsables du site, Mrs Claude Pennetier et Dominique Tantin.
[2] http://fusilles-40-44.maitron.fr, « Minc Joseph », 2007-2020. Avec l'aimable autorisation des responsables du site, Mrs Claude Pennetier et Dominique Tantin.

soviétique en 1952. Lorsqu'en 1953 éclate l'affaire des blouses blanches, il refuse de signer la pétition lancée auprès des médecins communistes pour soutenir Staline et est alors sommé de s'expliquer sur ses rapports avec le « Joint », organisme de solidarité internationale financé par les Américains auquel il a dû s'adresser en 1944 au nom de la CCE. En 1967, Joseph conteste l'attitude de l'URSS envers Israël durant la guerre des Six Jours et lorsqu'une nouvelle vague d'antisémitisme survient en Pologne en 1968, il exprime publiquement son désaccord au cours d'une réunion. Déçu par les dénégations de la direction du Parti, il décide, de même que sa femme, de se retirer du P.C.F. Sur la pointe des pieds, quittant du même coup la direction de l'UGEVRE.

En 1978, Joseph Minc prend sa retraite. Lisa meurt en juin 1999. Lui-même décède le 8 janvier 2011 à Paris.

John Allen Colomb

Né le 7 avril 1922 à San Francisco et disposant de la citoyenneté américaine, il est le fils de Joseph, Allen Colomb et de Madeleine, Jeanne, Marie Champneuf, née à Guéret en France en 1903. Son père originaire de Louisiane est d'ascendance française et a combattu en France de 1916 à 1918 comme volontaire dans l'armée américaine. Leur mariage a lieu à Guéret le 11 avril 1921. En 1925, trois ans après la naissance de John Allen, sa mère revient vivre en France avec son fils et se remarie à Guéret le 15 septembre 1927. En 1943, célibataire, exerçant la profession de mécanicien-dentiste chez un dentiste de Guéret, M. Parot, John Colomb réside avec sa mère, devenue Mme Madeleine Gouvernaire, 19 boulevard Carnot à Guéret, ville où vit également sa grand-mère[1]. Au printemps 1943, les réquisitions pour le STO amènent un certain nombre de jeunes Creusois à tenter d'y échapper. Des tensions se produisent à Guéret entre groupes de jeunes hostiles à la politique de Vichy et jeunes collaborateurs. Un compte rendu d'enquête de la Police judiciaire de Limoges du 12 janvier 1946 figurant dans un dossier d'épuration indique que *« des jeunes miliciens ou membres du PPF ont établi au début de l'été 43 une « liste noire » transmise à la Kommandantur »*. Des témoignages recueillis postérieurement mentionnent également des menaces verbales et physiques contre plusieurs jeunes, John Colomb et Roger Janvier[2] en particulier. Le hasard des circonstances conduit un jeune réfractaire Marcel Guisard et, à sa suite, d'autres jeunes Guérétois menacés à prendre contact avec un dentiste de

[1] http://fusilles-40-44.maitron.fr, « Colomb John, Allen », 2007-2020. Avec l'aimable autorisation des responsables du site, Mrs Claude Pennetier et Dominique Tantin.

[2] Roger Janvier (1925-1943) a été employé dans un cabinet dentaire. Il meurt de la même façon que John Colomb et a reçu les mêmes hommages posthumes.

Guéret, M. Georges Lévêque, exerçant à Sardent en Creuse, appartenant au mouvement de résistance Ceux de Libération - Vengeance. Ce dernier est en relation avec la direction parisienne du mouvement, en particulier Yves Chabrol, un des fondateurs, pharmacien à Paris, mais né à Ahun dans la Creuse, qui a lui-même conservé des liens personnels et familiaux à Guéret, et dans le secteur de Sardent. Ce mouvement dont l'objectif premier n'est pas la lutte armée décide de favoriser la constitution d'un maquis sur les communes de Sardent et Maisonnisses pour assurer un refuge aux jeunes réfractaires. À l'été 1943, ce maquis regroupe entre 15 et 20 jeunes résistants. John Colomb entre vraisemblablement dans la clandestinité le 1er juin1943 grâce à l'aide du mouvement Ceux de Libération – Vengeance, puis s'engage le 7 juillet 1943 dans le maquis en voie de formation au bois du Thouraud sur la commune de Maisonnisses[1]. Le maquis est rapidement repéré pas les services de renseignements allemands qui organisent le 7 septembre 1943 une opération de répression. L'abri où se trouvent les jeunes maquisards est encerclé, ceux qui tentent de fuir, parmi eux John Colomb, sont abattus. Un lancer de grenade contraint les autres à se rendre. Les morts et les blessés, dont John Colomb, achevés par les troupes allemandes, sont regroupés dans l'abri, que les militaires allemands détruisent à l'explosif. Ses obsèques ont lieu à 9h30 le 10 septembre 1943, à Guéret, surveillées de près par les forces de police qui précisent, dans leur rapport, *« qu'aucun incident n'a eu lieu »*. En effet, la mort brutale de trois jeunes Guérétois et la déportation d'un quatrième, Marcel Guisard, provoquent une forte émotion et indignation. John Colomb est déclaré « Mort pour la France » le 13 octobre 1945 et reçoit à titre posthume la Légion d'honneur, la Croix de guerre avec citation et la médaille de la Résistance. Son nom figure sur le monument aux morts de Guéret, sur le monument

[1] http://fusilles-40-44.maitron.fr, « Colomb John, Allen », 2007-2020. Avec l'aimable autorisation des responsables du site, Mrs Claude Pennetier et Dominique Tantin.

commémoratif de Maisonnisses et sur le mémorial de la Résistance creusoise à Guéret[1].

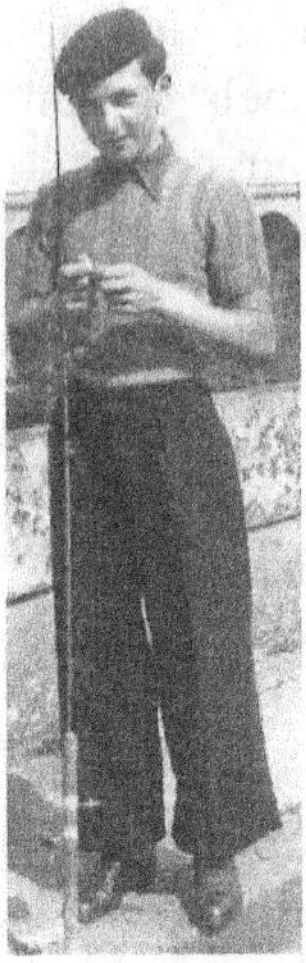

John Allan Colomb[2].

[1] http://fusilles-40-44.maitron.fr, « Colomb John, Allen », 2007-2020. Avec l'aimable autorisation des responsables du site, Mrs Claude Pennetier et Dominique Tantin.
[2] ARSVHRC, bulletin n° 42, mars 2009, pp. 7-8. Avec l'aimable autorisation du président Guy Avizou de l'Association pour la recherche sur la Résistance et l'Occupation dans la Creuse (ARROC).

. Maurice Montaclair (1918- ?) est fait prisonnier en 1940. Il tente de s'évader deux fois. Il est déporté en Pologne occidentale. Dans le camp de Rawa-Russka, il participe à la fondation de l'Union des prisonniers de guerre, organisation de solidarité et de résistance dans les camps. Avant 1934, Maurice Montaclair a été apprenti mécanicien-dentiste. Il ne finira jamais sa formation.

. Fabien René David est mécanicien-dentiste. Il naît le 5 janvier 1922 à Saumur dans le Maine-et-Loire. Il est aussi sergent infirmier à Tours, domicilié à la Croix de l'Aunay, commune de Le Pêchereau dans l'Indre. Le 9 juin 1944, une compagnie allemande de la division « Das Reich » envahit Argenton vers 18h30 et Fabien s'oppose par les armes aux soldats allemands, jusqu'à sa mort à 20h30 route de Fontfurat. Il est tué avec son père Louis. Reconnu « Mort pour la France », son nom figure sur le mémorial du 9 juin 1944 à Argenton-sur-Creuse. Le nom de *« David Louis et son fils Fabien »* figure aussi sur une stèle érigée en hommage rue du 9 juin[1].

[1] http://fusilles-40-44.maitron.fr, 2007-2020. Avec l'aimable autorisation des responsables du site, Mrs Claude Pennetier et Dominique Tantin.

Stomatologue

Jean Charles Lambert

Il naît le 25 juillet 1921 à Romigny dans la Marne. Après avoir effectué ses études primaires et secondaires à Reims, il fréquente la Faculté de médecine. Il y présente sa thèse sur la médecine pendant la Révolution française. D'abord médecin du travail en 1949-1950, il exerce en qualité de médecin stomatologue de 1951 à 1967 dans les Ardennes, à Rocroi, puis à Fumay. Il quitte le département en 1967 pour devenir à nouveau médecin du travail à Reims. En 1972, il est l'un des six gérants de *L'Union*, au titre du réseau Libération-Nord. En effet, Jean Lambert s'est engagé dans la Résistance pendant la Seconde Guerre mondiale. Il sert, en qualité d'infirmier, dans le maquis Chantereine du réseau Libération-Nord. Auparavant, il a mené des actions pour sauver des juifs, à Reims, de 1942 à 1944. En contact avec le commissaire de police du 2e canton de la ville, il prévient les personnes en cas de rafles[1]. Il aide aussi la famille Schumer en lui faisant passer la ligne de démarcation pour rejoindre la zone libre. Dans le même temps, il procure une fausse carte d'identité à la fille Madeleine Schumer pour lui permettre de poursuivre ses études. Le 27 décembre 1948, à Reims, Jean Lambert l'épouse. Celle-ci devient chirurgien-dentiste et lui donne trois enfants. À la Libération, Jean Lambert adhère au Parti communiste internationaliste (trotskyste) avant de rejoindre les Jeunesses socialistes dont il est le responsable rémois. Jean Lambert quitte le Parti socialiste SFIO en novembre 1956. Avec une poignée de démissionnaires, il fonde le groupe d'Action socialiste des Ardennes dont il devient le secrétaire. Militant socialiste toute sa vie, il se radicalise à la fin de sa vie. Après son départ à la retraite

[1] http://fusilles-40-44.maitron.fr, « Lambert Jean, Charles », 2007-2020. Avec l'aimable autorisation des responsables du site, Mrs Claude Pennetier et Dominique Tantin.

en 1971, Jean Lambert se retire à Collioure. Il meurt accidentellement pendant une baignade et est inhumé dans son village natal de Romigny[1].

[1] http://fusilles-40-44.maitron.fr, « Lambert Jean, Charles », 2007-2020. Avec l'aimable autorisation des responsables du site, Mrs Claude Pennetier et Dominique Tantin.

Généralités

Le service de santé de l'état-major des maquis d'Auvergne

Le service de santé au Mont-Mouchet est créé au début du mois de mai 1944. Il a pour vocation de soigner les blessés des actions militaires engagées contre les occupants allemands. Placé sous l'autorité de Max Menut, il est composé d'une équipe de médecins, d'infirmiers et d'aides-soignants. Des pansements et toutes sortes de chirurgies y sont assurés. Charles Bérénholc, alors étudiant, y travaille. Ce maquis organisé comme un véritable corps d'armée voit flotter aux vents, le drapeau multicolore. Étendu sur une vingtaine de kilomètres, les plus hautes sommités de la Résistance y résident. Dans les compagnies ou bataillons, des petites structures médicales correspondent régulièrement avec l'organisation centrale[1].

Ce service de santé est composé de : Max Menut qui en est le commandant, Georges Canguilhem, Paul Reiss, Pierre Nugou, pharmacien à Aurillac, Roger Guignard, Marcel Chomard, Fernand Lafaye, Anne-Marie Menut, Laurette Meyer, Jean Simon, Daneel, Charles Bérénholc, Louis Mallet et Henry Ingrand. C'est là que Charles Bérénholc a rencontré notamment Paul Malassagne[2].

---

[1] Bérénholc Charles, « Le service de santé de l'état-major des maquis d'Auvergne : un épisode des combats de Margueride-Truyère », in *Revue de la Haute-Auvergne*, avril-septembre 1994, pp. 241-249.

[2] Bérénholc Charles, « Le service de santé de l'état-major des maquis d'Auvergne : un épisode des combats de Margueride-Truyère », in *Revue de la Haute-Auvergne*, avril-septembre 1994, pp. 241-249.

Les soins sont délivrés dans une grande rigueur médicale, sous des tentes faites de parachutes. Les grands blessés sont mis sur des brancards.

Le 2 juin 1944, les Allemands décident d'attaquer le Mont-Mouchet et de démanteler son maquis. Pour cela, ils engagent de plus en plus de troupes. À la suite des combats du 20 juin, une antenne du service de santé utilise les murs d'un ancien presbytère pour s'y abriter. Les combats sont si violents que le médecin-capitaine ordonne un repli des blessés vers la Brugère, près de Fridefont, dans une grange abandonnée. Ils sont évacués à travers les lignes ennemies pour gagner la ferme de la Bastide, dans les bois. Les blessés sont transportés par de jeunes séminaristes qui les emmènent sur des brancards vers Lavastrie. Ils sont convoyés jusqu'à Fressanges, sur des chars à bœufs. Là, ils sont recueillis par les habitants. Les autres ont réussi à rejoindre un autre maquis[1].

Quant au service de santé de l'état-major, il évacue ses blessés en autocar aménagé en infirmerie. Un long convoi de camions est ainsi formé qui gagne les sous-bois des gorges de Bès, sous la mitraille des avions ennemis basés à Aulnat, près de Clermont-Ferrand. Toute la nuit, les véhicules succèdent aux véhicules et y acheminent l'intégralité du matériel médical. Des parachutages de sulfamides notamment ont procuré l'essentiel des médicaments nécessaires à la survivance du service de santé. Le 21 juin, des chars à bœufs sont réquisitionnés. Les blessés sont ainsi véhiculés jusqu'à Albaret-le-Comtal. Dans ce village, tout le monde se repose. Les soins sont administrés, les pansements changés. Le 22 juin, la petite troupe repart vers Albaret-Sainte-Marie. Pendant le voyage, Charles se met à chanter redonnant ainsi de l'espoir aux grands blessés dissimulés au fond des carrioles, sous du foin et de la paille. Menut, pour ne pas se faire remarquer, divise le convoi en deux. À la suite d'une dénonciation, le second est exterminé. Très peu ont survécu. Malgré la menace allemande, le premier

---

[1] Bérénholc Charles, « Le service de santé de l'état-major des maquis d'Auvergne : un épisode des combats de Margueride-Truyère », in *Revue de la Haute-Auvergne*, avril-septembre 1994, pp. 241-249.

convoi, lui, est bien parvenu à Albaret-Sainte-Marie. Sur le chemin, Charles est blessé par une patrouille allemande, mais, arrivé à bon port, il est soigné avec tous les autres[1].

Charles Bérénholc se rappelle : *« Tous ces exemples, et ceux de notre équipe, ont donné à ma démarche, une discrétion, une pudeur et confirmé le sens des valeurs qu'ils défendaient et qui étaient aussi celles de ma famille, et les miennes. »* (...) *« Face à la barbarie nazie, je garde le souvenir de la fraternité, de l'amitié, des valeurs qui nous unissaient[2]. »*

Charles de Gaulle, quant à lui, en s'adressant aux Forces françaises de l'intérieur, a affirmé : *« Vous êtes la France de l'honneur. »*

***

Charles Bérénholc[3] est un nom immense de la chirurgie dentaire dans notre pays, mais aussi de la Résistance française. Il occupe d'ailleurs encore des fonctions importantes au sein de la Fondation de la Résistance et du Concours national de la Résistance et de la Déportation. Commandeur de la Légion d'honneur, récipiendaire de la Croix du combattant volontaire de la Résistance, de la Croix de guerre avec citation (s), il est aussi chevalier dans l'Ordre national du mérite et commandeur dans l'Ordre des palmes académiques. Professeur des universités, il a été président de l'Académie nationale de chirurgie dentaire à trois

---

[1] Bérénholc Charles, « Le service de santé de l'état-major des maquis d'Auvergne : un épisode des combats de Margueride-Truyère », in *Revue de la Haute-Auvergne*, avril-septembre 1994, pp. 241-249.

[2] Bérénholc Charles, « Le service de santé de l'état-major des maquis d'Auvergne : un épisode des combats de Margueride-Truyère », in *Revue de la Haute-Auvergne*, avril-septembre 1994, pp. 241-249.

[3] Le professeur Bérénholc est en train d'achever la rédaction de ses mémoires. Animé de la pudeur et de la modestie qui le caractérisent, il n'a pas souhaité me raconter davantage son histoire, mais ses précieux conseils m'ont servi de fil directeur dans la rédaction de ce chapitre et d'autres.

reprises (1990 ; 1995 ; 2000). Il en est devenu d'ailleurs un des membres d'honneur[1].

Alors que les troupes allemandes victorieuses s'installent en France, alors que l'armistice vient d'être signé à Rethondes, le 22 juin 1940, malgré l'interdiction qui a été faite par les autorités de manifester le 11 novembre de cette même année, les étudiants parisiens défilent sur les Champs-Élysées toute la journée, avant d'être évacués par la Wehrmacht manu militari. Cet événement est considéré aujourd'hui encore comme un des premiers mouvements de désapprobation et de résistance ouverte au régime de Vichy et à la collaboration prônée par celui-ci. Charles Bérénholc a figuré en bonne place dans le cortège de jeunes gens qui ont chanté la Marseillaise et crié leur indignation devant cette capitulation ignominieuse[2]. Ce n'est pas sans une certaine émotion que M. Bérénholc m'a compté ce souvenir. Par la suite, en 1942, il rejoint l'état-major du maquis d'Auvergne aux côtés de ses camarades résistants, en tant que responsable du service de santé. Il y a le rang n° 47. Ces étudiants qui ont déambulé d'un même cœur ont été 3 à 5 000 selon les forces de police de la capitale. À ce moment précis, le jeune homme est étudiant en médecine. Ce n'est qu'après la guerre qu'il s'oriente vers la chirurgie dentaire avec le parcours brillant que tout le monde lui connaît.

***

Paul Malassagne[3] (1918-2007) a été dentiste. Pendant la Seconde Guerre mondiale, il rejoint le maquis et se bat dans la résistance, mais, après la guerre, il décide d'abandonner la voie médicale, pour ne plus se consacrer qu'à la politique. De 1971 à 1983, il est maire de Massiac, sa ville natale. Dans le même temps, de 1971 à 1989, il représente le Cantal au Sénat. Il y est élu une première fois le 26 septembre 1971, réélu le 28 septembre 1980,

---

1 Académie nationale de chirurgie dentaire (ANCD), Paris, http://www.academiedentaire.fr, 2011.

2 Bérénholc Charles, communication personnelle, Paris, 2011.

3 Sa famille n'ayant pas souhaité participer à cet hommage, ce que je respecte, je n'ai hélas pas d'autres informations.

mais ne se représente pas à l'issue de son deuxième mandat qui s'achève en 1989. Il siège à la commission des affaires économiques dès le 6 octobre 1971. Il y demeure jusqu'à la fin de son deuxième mandat. Pendant ses deux mandats, il pose 176 questions au Sénat qui bénéficient d'une réponse et 29 qui restent sans. Certaines d'entre elles bien évidemment sont consacrées aux professions libérales[1]. Il a émis aussi pas moins de 15 rapports principalement consacrés au tourisme, de 1977 à 1989, pour la commission des affaires économiques, tantôt d'information, tantôt législatifs dans le cadre du projet de loi des finances de l'année en cours. Il devient secrétaire du bureau du Sénat en 1976. Il ne se représente pas en 1977. Il siège aussi à la commission nationale du tourisme (1986-1989), au comité consultatif des courses (1983 ; 1986-1989), au comité directeur du Fonds d'investissement des départements d'outre-mer (1988-1989) et ponctuellement dans quelques autres commissions. Il a aussi proposé de nombreuses lois et résolutions. Représentant tout d'abord le parti politique Divers droite (1971-1980), il rejoint le RPR, quelques années plus tard (1980-1989). Il a été aussi conseiller général du Cantal dans le canton de Massiac. Il finit sa vie dans sa ville natale.

[1] http://www.senat.fr, *Paul Malassagne*, 2011.

Les dents des Résistants

Les Résistants ont beaucoup souffert des dents. Voici à cet effet le témoignage de deux dentistes résistants déportés. D'après le Dr Paul Le Caër, « *nombreuses furent les gingivites, les stomatites ulcéreuses, bien souvent en rapport avec des évolutions de dents de sagesse - compte tenu du jeune âge des maquisards -, des aphtes, des ulcérations non spécifiques, des trismus ou des luxations de la mandibule. La pathologie en l'absence d'hygiène et de soins s'étendait à la pulpite ou à l'abcès évoluant par tous les stades. Les fistules et ostéites résultaient du manque de traitement local et général.*

Pour les Résistants actifs, les soins n'étaient pas pensables, d'où de nombreuses édentations, pertes irréparables pour l'avenir dentaire. L'angoisse et l'anxiété de certains Résistants se traduisirent par des parafonctions autodestructrices entraînant des maladies des gencives, lésant le tissu de support des dents.

Pour les porteurs de prothèses, ce fut souvent un petit drame au moindre accident prothétique ou à la perte d'un pilier de bridge[1]. »

Ceci est confirmé par le Dr Henri Stroweis.

« *Qu'il ait été maquisard ou résistant sans uniforme, sa pathologie buccale et dentaire a été semblable à celle des soldats d'une armée de campagne : nourriture mal équilibrée, manque d'hygiène, fatigue excessive, traumatisme, psychisme perturbé par des angoisses et par la peur.*

Parmi les maquisards, beaucoup très jeunes, présentaient des accidents d'évolution de dents de sagesse qui, ne pouvant être traités correctement, revêtaient des formes graves. Pour tous les

[1] Le Caër Paul, « *Pathologie buccale et dentaire pendant la Résistance, l'Internement et la Déportation* », Deauville, 1972, pp. 1-4, communication personnelle, 1995.

Résistants vivant dans la clandestinité, la difficulté de se faire soigner entraînait des complications réelles : caries pénétrantes, édentations, infections diverses.

Pour certains, cette vie en insécurité permanente donna naissance à des angoisses se traduisant par des tics, des parafonctions amenant des lésions du parodonte et des gingivopathies.

Pour les porteurs de prothèse, le moindre accident de leur appareillage, l'impossibilité de le faire réparer ou rectifier, fut souvent ressenti comme un drame tant sur le plan moral, par la création d'un sentiment de perte d'intégrité, que sur le plan physique : leurs difficultés de mastication aggravant leur état de malnutrition[1]. »

À cela s'ajoutent évidemment, après les arrestations par la Gestapo, les tortures de toutes sortes responsables de pathologies dentaires. Lors de leurs arrestations, tous ont subi un interrogatoire serré, très souvent émaillé de tortures diverses, subtilement mises au point par la Gestapo. Ainsi, la Gestapo de Rennes et celle de Paris ont une pratique courante et affectionnée parmi tant d'autres qui est *« le limage des dents jusqu'au nerf »* ou les extractions dentaires, bien sûr, sans anesthésie[2]. *« Beaucoup ont perdu jusqu'à la totalité de leurs dents en refusant de parler. Après la guerre, les prothèses ont été faites gratuitement. »*, comme le souligne le Dr Henri Mainguy, autre chirurgien-dentiste déporté[3]. Enfin, le Dr Stroweis précise : *« Les interrogatoires menés avec une extrême brutalité ont été la cause de nombreuses dents cassées, lèvres traumatisées, ulcérations labiales, jugales et linguales, fractures des maxillaires, luxation de l'articulation temporo-mandibulaire, etc*[4]. » La Gestapo parisienne n'a pas hésité à se servir des locaux de l'École dentaire de Paris pour mener ses interrogatoires, locaux qui ont servi également, après la guerre, lors de l'épuration[5].

---

[1] Stroweis Henri, *Pathologie bucco-dentaire dans les camps de concentration allemands, 1944-1945*, Thèse Doct. Chir. Dent., Paris, 1973.

[2] Dumont Jean, *Histoire secrète de la Gestapo*, Crémille (éd.), Genève, tome 4, 1971.

[3] Mainguy Henri, communication personnelle, Saint-Mars-la-Jaille, 1995.

[4] Stroweis Henri, *Pathologie*..., op. cit., Paris, 1973.

[5] Dumont Jean, *Histoire secrète de la Gestapo*, Crémille (éd.), Genève, tomes 1-4, 1971.

Déportation

Des soins dentaires ont été réalisés en déportation. Pas systématiquement, mais ils ont bien eu lieu. Si les médecins français ont réalisé des miracles avec des moyens souvent très rudimentaires, voire précaires, le plus souvent au péril de leur vie, car s'ils étaient surpris à soigner les autres détenus par les nazis, ils étaient aussitôt exécutés sommairement. De leur côté, les dentistes français n'ont absolument pas démérité. Le risque était le même pour eux s'ils étaient surpris en cours de soins. Mais, à leur niveau, ils ont soigné et soulagé, aidé, soutenu, sauvé également leurs camarades de misère et resquillé si besoin pour eux. Tous les dentistes n'ont pas exercé en cabinet dentaire, la plupart, au contraire, malheureusement, ont subi les conséquences de la vie désastreuse dans les camps. Mais, tous les témoignages recueillis démontrent une véritable abnégation au service des autres. Nombre d'entre eux ont soulagé la misère de leurs camarades en cachette, le soir, après leur labeur journalier. Nombre d'entre eux sont morts en essayant d'aider les autres : en offrant leur nourriture, en essayant de leur trouver de meilleurs postes, ce qui signifiait de meilleures conditions de vie, en aidant les médecins dans leur lutte quotidienne, etc.

Si les détenus étaient battus, mal nourris, mal vêtus, exécutés sauvagement, mal logés et vivaient dans des conditions extrêmes, malgré tout, ils pouvaient être amenés à recevoir des soins dentaires. La plupart travaillaient pour l'effort de guerre nazi. Un homme qui souffre des dents n'est pas productif pour la machine allemande. Afin de maintenir la productivité, le détenu pouvait parfois, mais pas toujours, recevoir des soins dentaires. Nous ne citerons que quelques praticiens français qui ont exercé en déportation, qu'ils soient morts en camps ou qu'ils en soient revenus. Les diverses autres filières de soins qui ont existé ne seront pas envisagées ici. Bien sûr, ceci n'est pas exhaustif et ne constitue que quelques exemples ponctuels et exceptionnels.

. Le Dr Stroweis, déporté à Kaltenkirchen, kommando de Neuengamme, a soulagé les gencives malades de ses camarades avec de la teinture d'iode[1]. Il a aussi réalisé de nombreuses avulsions. Son installation était sommaire. Avec une lime, il a poli de nombreuses dents ébréchées qui étaient blessantes.

« Mais, j'ai surtout, par ma présence au revier, adouci la fin de nombre de mes camarades. »

. Le Dr Ginot, déporté à Dachau, exerce au cabinet dentaire de Dachau. Là, il sauvera de nombreux compatriotes atteints d'abcès dentaires en extrayant leurs dents malades. Le Dr A. Bohn y a été aussi soigné : *« Au camp de Dachau existait un magnifique cabinet dentaire très bien installé, où pratiquait un déporté français, chirurgien-dentiste à Giromaguy, M. Ginot, malheureusement décédé depuis son retour en France. Ginot m'a rendu un très grand service et a peut-être sauvé ma vie, car en février 1945, étant moi-même médecin au revier, j'ai eu un gros abcès dentaire sur une dent pilier de bridge, accompagné d'un important œdème de la face et du cuir chevelu... Ginot a réussi à couper le bridge et à extraire la dent. Il y eut un minimum d'anesthésie locale et je perdis plus ou moins connaissance, mais tout, par la suite, rentra dans l'ordre*[2]. *»*

. A Redl-Zipf, kommando de Mauthausen, le Dr Paul Le Caër, extrait de nombreuses dents avec la tenaille du cordonnier. Aucune asepsie.

---

[1] Stroweis Henri, *Pathologie...*, op. cit., Paris, 1973.

[2] Bureth Louis-Marie, *Le Revier du camp de concentration de Dachau*, Thèse Doct. Méd., Strasbourg, 1989, pp. 74-76.

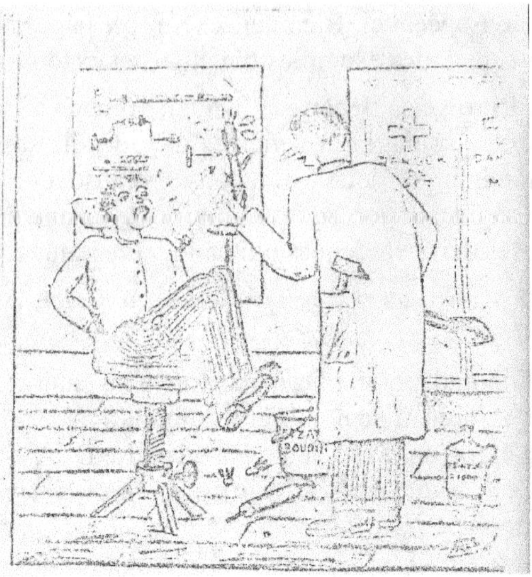

Dessin humoristique exécuté par un malade du Revier de Mauthausen en 1944, représentant le Dr Paul Le Caër, chirurgien-dentiste déporté[1].

. Le Dr René Perrier, chirurgien-dentiste déporté à Melk, kommando de Mauthausen, se souvient de son cabinet dentaire : *« J'y ai été adjoint de temps en temps, si bien que j'ai eu aussi l'occasion d'extraire des dents à des déportés vivants. Nous disposons de quelques daviers rudimentaires, et naturellement pas d'anesthésiques*[2]*... »*

. Le Dr René Maheu passe un examen d'entrée au cabinet dentaire de Buchenwald. Brillamment réussi, il n'est pas retenu parce qu'il ne comprend pas l'allemand[3]. Après un stage probatoire au cabinet dentaire de Dora, Maheu est envoyé de l'autre côté de la montagne pour créer un cabinet dentaire dans un autre camp Ellrich qui a la même fonction que Dora. Son cabinet étant bien pourvu, il y officie jusqu'en avril 1945. Côtoyant la misère quotidienne, *« Je suis alors un personnage important du*

---

[1] Le Caër Paul, communication personnelle, 1995.

[2] Obadia Yves, *Pratique dentaire dans les camps de concentration*, Thèse Doct. Chir. Dent., Lyon, 1975.

[3] Maheu Alain, manuscrit inédit de son père, le Dr René Maheu, communication personnelle, Saint-Malo, 1999 et 2003.

camp. Je suis un Prominent, mon uniforme de bagnard est neuf et propre et sur mon bras gauche, j'ai un brassard blanc sur lequel est inscrit « zahnarzt », dentiste. Je peux ainsi me déplacer à peu près librement à l'intérieur du camp et j'en profite pour aller voir mes camarades moins fortunés. Je n'ai plus à craindre la schlague, la bastonnade et surtout les appels intermittents et les brimades odieuses des codétenus qui ne sont pas de naissance française. Souvent, lorsque j'ai à traverser une foule compacte, j'entends « Platz, platz » pour le « Herr Doktor », prononcé par les Russes et les Polonais. Notre soupe est abondante et, chaque soir, nous en faisons profiter nos camarades des kommandos qui viennent nous voir. » Maheu soigne les dents de ses camarades de 8h00 le matin jusqu'à parfois 23h00 chaque soir. Les détenus sont soignés à leur retour du travail le soir. En journée, ce sont plutôt les personnalités du camp. Pour les détenus, Maheu puise, ou plutôt resquille au péril de sa vie, dans les réserves des SS de l'anesthésie pour faire leurs extractions tranquillement[1].

. Le Dr Jacques Déprez, médecin et dentiste, officie au kommando de Harzungen et de Dora, deux annexes de Buchenwald. René Laval rejoint Déprez à Dora. Là, ils sauvent des vies en leur offrant des postes dans l'administration du camp. Ils écoutent la BBC en cachette et informent les détenus de l'avancée des Alliés. S'ils sont surpris, ils savent qu'ils seront exécutés. Pourtant, ils continueront jusqu'au bout. En 1944, Déprez disparaît, mais il a formé un ingénieur à l'art dentaire qui prend sa suite et poursuit son œuvre[2]. Jean Michel perpétue le souvenir de Jacques Déprez dans son livre *Dora* (1975). *« Les deux mécaniciens-dentistes qui sont à présent avec nous, s'appellent Pierre et Jean Gaillot, deux frères (...), étudiants dentistes. Leur sens de la famille, de la fraternité, donnait une atmosphère sereine et chaleureuse à notre nouveau domaine. »* Les frères Gaillot chantaient des Negro Spirituals à deux voix. *« Le 26 août 1944,*

---

[1] Maheu Alain, manuscrit inédit de son père, le Dr René Maheu, communication personnelle, Saint-Malo, 1999 et 2003.

[2] Michel Jean & Nucera Louis, *Dora*, J. C. Lattès (éd.), Paris, 1975, pp. 124-226.

Dora est le camp où sont fabriqués les V1 et les V2. Les détenus sont exploités et meurent au service de l'effort de guerre nazi. Souffrir des dents perturbe la production des fusées. Cela ne se peut, d'où l'apparition d'un cabinet dentaire.

nouvelle visite de Georges Croizat[1] *(...). Il a les larmes aux yeux quand il arrive. Des larmes de joie... Paris est libérée. On est là, Laval, les frères Gaillot, moi, trop émus pour pouvoir parler. Paris libérée !... On goûte ces deux mots. On se les répète à voix basse (...). Croizat raconte l'action de la Résistance française. L'information se propage. (...) Leurs succès nous redonnent un prestige auprès des déportés étrangers. »*

En août 1943, Pierre et Jean Gaillot sont déportés à Dora[2].

« Après plusieurs kommandos au tunnel de Dora et à l'extérieur de ce tunnel, les SS demandent des chirurgiens-dentistes. Quoique n'ayant fait que la première année dentaire, mon frère et moi, nous nous sommes présentés. Heureusement, on nous a installés dans un labo de prothèse dentaire qui vient d'être créé au camp. Nous y sommes restés 6 mois, jusqu'à la libération du camp. Nous avions assez de connaissance en prothèse pour nous débrouiller tous les deux. Notre père, dentiste, avait le labo attenant à son cabinet. Nous avons souvent aidé le prothésiste à demeure.

Ce labo est à côté d'un cabinet dentaire où travaillent 2 Français, 1 Tchèque et 1 Allemand SS. Un seul fauteuil, un équipement classique, du petit matériel relativement complet, je crois.

Les soins sont dispensés à nos geôliers, SS et kapos, ainsi qu'à quelques déportés. Quelques SS et kapos bien placés dans la hiérarchie du camp réclament des couronnes, des bridges, des prothèses mobiles.

Au labo, nous avons un établi à 4 places et le nécessaire de matériel. Nous sommes 5, un Hongrois (notre chef direct, peu efficace), un autre camarade français et un Belge, tous deux prothésistes chevronnés et nous deux, sans aucun diplôme.

Nous avons à notre disposition un matériel rudimentaire, mais, suffisant pour la prothèse courante, confection de couronnes et

---

[1] Michel Jean & Nucera Louis, *Dora*, J. C. Lattès (éd.), Paris, 1975, pp. 124-226.
Georges Croizat est un autre dentiste français.
[2] Gaillot Jean et Pierre, communication personnelle, 1995.

bridges acier, matériaux et dents nécessaires pour la prothèse mobile. Nous disposons aussi de quelques pièces à main et de deux tours suspendus.

Certains bridges et couronnes sont confectionnés en or, provenant de la récupération sur cadavres que quelques SS, et encore les kapos, volent.

Pour la réalisation d'une couronne, le dentiste donne le diamètre de la dent. Avec une sorte de baguette, on détermine la coiffe métallique en acier correspondante. Ce sont des tubes fermés au départ, assez souples pour la partie mâle. Dessus, on monte les cuspides avec de la cire et on coule le métal au bout de la partie mâle. On dispose vaguement de l'antagonisme et sur un bloc de plomb, on mailloche jusqu'à avoir les cuspides. Nous avons des empreintes au plâtre qui est un plâtre dur et fiable. Nous disposons aussi de toutes les cires nécessaires.

Quand nous venons à manquer, un Tchèque vient passer commande de temps en temps auprès du chef SS du cabinet dentaire, qui doit respecter la hiérarchie.

Les SS tiennent à être soignés normalement et notre confrère est obligé de se plier à leurs exigences pour les soins et travaux en bouche. »

« Un jour, on amène au cabinet dentaire, un Français, sorti du bunker. Deux SS l'escortent. Le déporté raconte qu'il s'est évadé. Repris, les SS l'ont matraqué, piétiné. Il a la mâchoire cassée. Laval[1] *le soigne provisoirement. Les SS attendent que l'intervention se termine pour reprendre leur proie. Karr passe à ce moment-là. Enragé, j'explique au médecin SS allemand, sans élever la voix (...) ce qui se passe. Karr dit aux SS : « Je vous interdis de martyriser les déportés. » Cet homme ne crie pas. Il articule chacune des syllabes avec une fureur froide. Une autorité se dégage de sa personne. Les SS filent, penauds. »*

Le Dr Soubirous, autre dentiste français, est déporté à Dora, d'octobre 1943 à avril 1945. Il n'a pas exercé en déportation. *« La plupart du temps, j'ai travaillé dans le tunnel. Je décharge des*

[1] Michel Jean & Nucera Louis, *Dora*, J. C. Lattès (éd.), Paris, 1975, pp. 124-226.

éléments d'empennage des wagons et je les entrepose dans un magasin. Je suis allé à deux reprises au cabinet dentaire : caries-amalgames peu profonds sur deux molaires. Les soins ont été administrés par un Français (Croizat). Ces soins se sont avérés satisfaisants[1]. »

[1] Soubirous G., communication personnelle, 1995.

Les brosses à dents de la Résistance

À l'usine Heinkel, tout est bon pour saboter l'entreprise de guerre nazie[1]. Dans cette usine se trouve la chaîne de fabrication de l'HE-177, un bombardier. Au hall 2 sont les presses et une partie de la fabrication d'outillage. Former, découper, souder, mais pour qui, pour quoi ? Alex Le Bihan explique : *« On fabrique des cuillères, des fourchettes, ouvre-boîtes, des pipes, des fume-cigarettes, des tabatières. Felipe Noguerol et Roger Guérin se spécialisent dans la fabrication clandestine, à leurs risques et périls, de brosses à dents. »*

Felipe Noguerol se souvient qu'*« un matin, je me suis évanoui sur la place d'appel. On m'a emmené tout raide à l'infirmerie. Heureusement, il y avait un infirmier belge, Jacques Placet, que je connaissais. Il m'a dit : « Ne t'en fais pas, je vais te soigner. » Il m'a camouflé et m'a soigné pendant huit jours. On ne pouvait rester plus longtemps. C'était trop dangereux. On risquait de passer à la chambre à gaz si on n'était pas guéri au bout de huit jours*[2].

Pendant mon séjour à l'infirmerie, Placet a vu que j'avais une brosse à dents, qui était très bien, comme une brosse à dents « Gibbs » de l'époque, avec mon nom gravé par un copain bijoutier à Marseille.

« Qui t'a donné ça ? » me demanda-t-il.

– Je l'ai fabriquée moi-même.

---

[1] Amicale d'Oranienburg-Sachsenhausen, *Sachso*, Minuit/Plon (éd.), Paris, 1982.
Heinkel est un kommando du camp de concentration d'Oranienburg-Sachenhausen situé à Oranienburg, petite ville à 30 km de Berlin. Dans cette usine kommando étaient fabriqués les bombardiers du même nom par une main-d'œuvre exclusivement constituée de déportés.

[2] Balny Huguette, *Au nom de la vie*, brochure, communication personnelle, Montpellier, 2004, p. 29.

– Tu ne peux pas m'en faire une ? »

J'ai dit : « Oui, quand je travaillerai de nuit, j'irai au Hall chercher des outils. » Il y avait des scies mécaniques, des perceuses, tout ce qu'il fallait pour la fabrication des avions.

Bien sûr, je risquais la pendaison, mais la vie ne comptait pas. On se disait : « Si je passe à la chambre à gaz aujourd'hui ou demain, ça va être pareil ». Alors on ne prenait pas les précautions qu'aujourd'hui, on prendrait.

Pour fabriquer cette brosse, j'allais dans un hall où on mettait les avions qui étaient finis. J'y allais avec ce petit camarade marseillais. Arrivé là, je montais dans l'avion. Avec un marteau, je cassais le pare-brise qui était en plexiglas. Je récupérais les morceaux. Avec un couteau, je coupais des crins de sanglier, qui étaient très longs, parce que dans ces avions de combat, il y avait une tour avec un canon. Autour de la tour, il y avait une rangée de crins pour limiter le frottement et pour empêcher le passage de l'air.

Et c'est comme ça que j'ai fabriqué une brosse à dents pour mon camarade Placet. Il était très content.

Un jour, un commandant médecin SS passe une revue. Il ouvre un placard et voit la brosse à dents. Il parlait un peu le français : « Qui vous a donné ça ? » Placet s'est alors trouvé sans réaction. Il a dit la vérité[1].

Ce jour-là, j'étais en train de travailler. Un soldat SS m'appelle « 63 260 », « Venez avec moi ! » Qu'est-ce qu'il se passe ? Je tremblais déjà. J'arrive au bureau du commandant SS. Le soldat ouvre la porte. Je vois le commandant médecin SS qui me dit : « Asseyez-vous ». Il ouvre un tiroir et sort la brosse à dents de Placet. « C'est bien vous qui avez fabriqué cela ? » Je suis resté, je ne sais combien de temps, sans pouvoir répondre. Je me suis dit : « C'est la pendaison, surtout s'il découvre que j'ai cassé un avion ! » C'était démentiel ! Il a répété : « C'est bien vous qui avez fabriqué ça ? »

Au bout d'un moment, j'ai dit « oui ». Alors, il m'a dit : « Écoutez, je vais vous demander un service. Le commandant du camp doit partir en vacances dans sa famille, pour Noël. Je sais que

---

[1] Balny Huguette, 2004, pp. 30, 31.

le plus grand plaisir que je peux lui faire, c'est de lui offrir une brosse à dents pour sa femme parce qu'il y a plus d'un an qu'on ne trouve plus une brosse à dents dans les commerces en Allemagne. Alors, je vous demande de m'en faire une[1]*. »*

C'était début décembre. Une brosse, je pouvais la faire en une journée. Alors, je lui ai dit : « Je n'ai pas le temps. J'ai fait ça pendant des mois. » Il m'a dit : « Écoutez, faites un effort. Je mets à votre disposition une pièce de l'infirmerie où vous pourrez travailler jour et nuit. Après, je vous donnerai un mois de repos. »

C'est ainsi qu'avec mon petit Marseillais, je suis retourné dans le hall des avions terminés. Je casse encore un pare-brise. C'était en décembre 1944. Les Allemands savaient que la guerre était perdue. Un an avant, j'aurais été pendu. Dans la nuit, je prépare douze manches de brosses à dents et je reviens à l'infirmerie. J'ai commencé. Dans la poche, j'avais les douze manches. J'en prenais un. Je mettais deux rangées de poils et je le remettais dans mon autre poche. Je prenais ensuite un deuxième manche, etc. Les SS venaient voir deux ou trois fois par jour comment le travail avançait. Le matin, il y avait deux rangées de poils, l'après-midi, quatre. Mais, ils ne savaient pas que c'était quatre fois douze. J'ai ainsi fait plaisir à des amis qui m'avaient demandé une brosse à dents.

Et c'est comme ça que je lui ai donné sa brosse à dents.

Il a tenu parole. Il m'a donné un mois de congé et c'est une des raisons pour lesquelles je suis encore en vie aujourd'hui.

Quelques jours plus tard, un autre SS vient me chercher, m'emmène à la cuisine et me présente à un lieutenant SS qui était le chef de la cuisine. Ce dernier me dit : « J'ai appris que vous êtes spécialiste en brosses. Ici, nous n'avons plus de brosse pour laver les marmites. Nous avons du matériel (du bois et des fibres végétales), mais pas de spécialiste. Vous ferez deux brosses par jour. » Ce que j'ai fait. On me donnait une gamelle de soupe supplémentaire et c'est comme ça que j'ai tenu le coup en tant que spécialiste en brosse à dents[2]*. »*

---

[1] Balny Huguette, 2004, pp. 30, 31.
[2] Balny Huguette, 2004, pp. 30, 31.

La libération de Paris… des dentistes

Le 7 octobre 1940, le Conseil supérieur de l'Ordre des médecins est créé par le maréchal Pétain. L'institution appuie renforce l'emprise de l'État sur la profession médicale et participe à l'exclusion des Juifs du monde médical, et à leur interdiction d'exercer ordonnée par Pétain lui-même. Sa section dentaire est créée le 17 octobre 1941.

***

Le 23 août 1944, *« un groupe de confrères résistants fait irruption dans les locaux de la section départementale de l'Ordre au 174, rue de Rivoli, pour en prendre possession au nom de la Résistance*[1]*. »*

Peu après, les mêmes entreprennent la même démarche 60, bd de la Tour-Maubourg. Ces dentistes appartiennent au Comité national des chirurgiens-dentistes français (CNCDF). Mais, cette action restera avant tout exclusivement symbolique. Aucune violence n'a été déplorée.

Le 25 août 1944, le professeur Milliez, missionné par le Pr Vallery-Radot, chef de cabinet du ministre de la Santé M. Billoux du tout nouveau gouvernement de libération, demande à Jean Marandas, responsable du Service de santé de la Résistance, de former un comité regroupant des personnalités de la profession appartenant à la Résistance[2].

De nombreuses réunions voient les représentants du Comité national des chirurgiens-dentistes français et du Service de santé

---

1 Marandas Jacques, *L'Ordre des chirurgiens-dentistes*, Thèse Doct. Sc. Odont., Paris, 1973, p. 78.

2 Marandas Jacques, *L'Ordre des chirurgiens-dentistes*, Thèse Doct. Sc. Odont., Paris, 1973, p. 82.

de la Résistance s'entendre autour d'une ligne directrice commune pour l'avenir de la profession. D'un commun accord, ils vont œuvrer ensemble pour que les membres des autres mouvements de la Résistance les rejoignent : ceux de la Libération Vengeance (CLV), Libération-Nord, Mouvement de Libération nationale (MLN).

En octobre 1944, le Comité dentaire départemental de Libération (CDDL), résultante de l'association de tous ces dentistes, voit le jour. Il est composé de 15 membres provenant des différents mouvements de Résistance proportionnellement à l'importance de chacun (7 CNCDF ; 2 SSR dont Marandas ; 2 Libération-Nord ; 2 CLV ; 2 MLN ; M. Sennac, issu du CNCDF, en prend la présidence.

Les anciens locaux de la section dentaire ayant été à sa suppression officielle mis sous séquestre par l'administration des Domaines, ce comité se réunit au 23, quai d'Orsay, local prêté par le Front national de lutte pour la libération et l'indépendance de la France[1]. Il a pour objectif, défini par le ministère de la Santé, d'assurer la continuité professionnelle *« tant sur le plan administratif que sur le plan matériel*[2] *»*. Le 30 octobre 1944, le Conseil dentaire départemental de la Seine, premier d'entre tous, mais à caractère provisoire, est créé. M. Sennac en demeure le président. M. Marandas fait également partie du conseil.

Cinq commissions sont mises en place aussitôt :

- une commission d'entraide confraternelle qui assiste les confrères sinistrés, déportés, prisonniers, interdits ;

- une commission d'approvisionnement qui a en charge le problème des fournitures en dents minérales, en or, etc. ;

- une commission d'affaires judiciaires et de juridiction professionnelle ;

- une commission fiscale ;

---

[1] Le Front national de lutte pour la libération et l'indépendance de la France est un mouvement de Résistance intérieure française créé par le Parti communiste français en mai 1941.

[2] Marandas Jacques, *L'Ordre des chirurgiens-dentistes*, Thèse Doct. Sc. Odont., Paris, 1973, p. 80.

- une commission d'assurances sociales.

Le 17 novembre 1944, le Conseil départemental fait paraître sa première circulaire à des fins d'informations confraternelles.

L'Ordonnance du 11 décembre 1944 reconnaît *« l'existence et l'autorité des organismes provisoires ayant reçu la charge de la profession*[1]*. »*

Cette ordonnance annonce aussi la création future d'un nouvel ordre : le Conseil national de l'Ordre des chirurgiens-dentistes décrété par l'Ordonnance signée par le général de Gaulle le 24 septembre 1945. Cette dernière ordonnance est capitale, car elle affranchit les dentistes de leur ancienne tutelle médicale et prononce leur autonomie tant désirée.

Le 3 février 1945, le Conseil national des chirurgiens-dentistes est approuvé par arrêté ministériel. Jean Marandas en est élu le président dans son assemblée générale du 10-11 mars 1945.

Les rôles de la nouvelle institution et de son président sont multiples :

- *« rester en rapport avec le ministère de la Guerre à propos de la mobilisation des chirurgiens-dentistes ;*

- *régler avec les ministères des Prisonniers, des Finances et de la Santé la question des soins donnés aux prisonniers de retour d'Allemagne. L'Ordonnance du 27 mai 1945 instituait une aide médicale temporaire en faveur des prisonniers et rapatriés, aide qui leur donnait la possibilité de recevoir des soins gratuits et de se faire poser des prothèses gratuitement auprès du praticien de leur choix ; le praticien se faisait rembourser ses honoraires par les services de Santé de la Préfecture, sur la base du tarif national amputé de 20 %, l'aide temporaire était prévue pour une période de 9 mois ;*

- *obtenir du ministre de l'Éducation nationale certaines compensations pour les étudiants partis relever un praticien en Allemagne ;*

---

[1] Marandas Jacques, *L'Ordre des chirurgiens-dentistes*, Thèse Doct. Sc. Odont., Paris, 1973, pp. 80-81.

- *défendre les intérêts des confrères sinistrés devant le ministère de la Reconstruction ;*

- *obtenir une amélioration constante des approvisionnements encore très précaires auprès de la production industrielle ;*

- *surveiller l'élaboration par les ministères de la Santé et de la Justice, de la nouvelle réglementation professionnelle afin qu'elle soit conforme aux vœux de la profession et aux besoins de la Santé publique*[1]. »

Le 1er mai 1945 paraît le nouveau bulletin de l'Ordre. Dedans, figure un nouveau tarif minimum applicable à toute la profession.

[1] Marandas Jacques, *L'Ordre des chirurgiens-dentistes*, Thèse Doct. Sc. Odont., Paris, 1973, pp. 85-87.

Le retour des dentistes en France

Revenus en France, un certain nombre de dentistes ont retrouvé leur pratique courante d'avant-guerre. Mais beaucoup, ayant subi les sévices de la déportation, en sont revenus brisés. Ne pouvant plus exercer, ils se sont engagés massivement dans les administrations. Le Docteur René Maheu, blessé au dos en déportation, est devenu dentiste-conseil à la Caisse régionale de la Sécurité sociale de Paris. Il y a fini sa carrière. Le Dr René Maheu est décédé en 1980.

Les étudiants en dentaire déportés ont pris le temps de se soigner avant de reprendre leurs études et de les finir. Ainsi en est-il des Docteurs Mainguy[1], Larue[2] et Gaillot[3] frères. Puis, ils se sont installés. Le Dr Larue est aujourd'hui décédé. Le Docteur Stroweis[4] a créé un cabinet dentaire, après quelques mois de repos. *« Mon état était déplorable. J'étais sans cesse malade. J'ai subi plusieurs interventions chirurgicales. Et puis, au bout de 8 longues années, j'ai remonté la pente. Mon cabinet a bien fonctionné et la vie a repris son cours. »* Le Dr Stroweis est décédé en 2005.

D'autres ont changé totalement de vocation. Le Docteur Soubirous[5], étudiant en droit avant sa déportation, a entrepris des études dentaires qu'il a menées à terme.

Le Docteur Le Caër[6] a fondé en troisième année dentaire le dispensaire de la FNDIRP (Fédération Nationale des Déportés,

[1] Mainguy Henri, 1995.
[2] Larue Michel, communication personnelle, 1995.
[3] Gaillot Jean & Gaillot Pierre, 1995.
[4] Stroweis Henri, 1995.
[5] Soubirous G., 1995.
[6] Le Caër Paul, 1995.

Internés, Résistants et Prisonniers de guerre), où existe encore un service dentaire sous la tutelle d'un confrère en exercice.

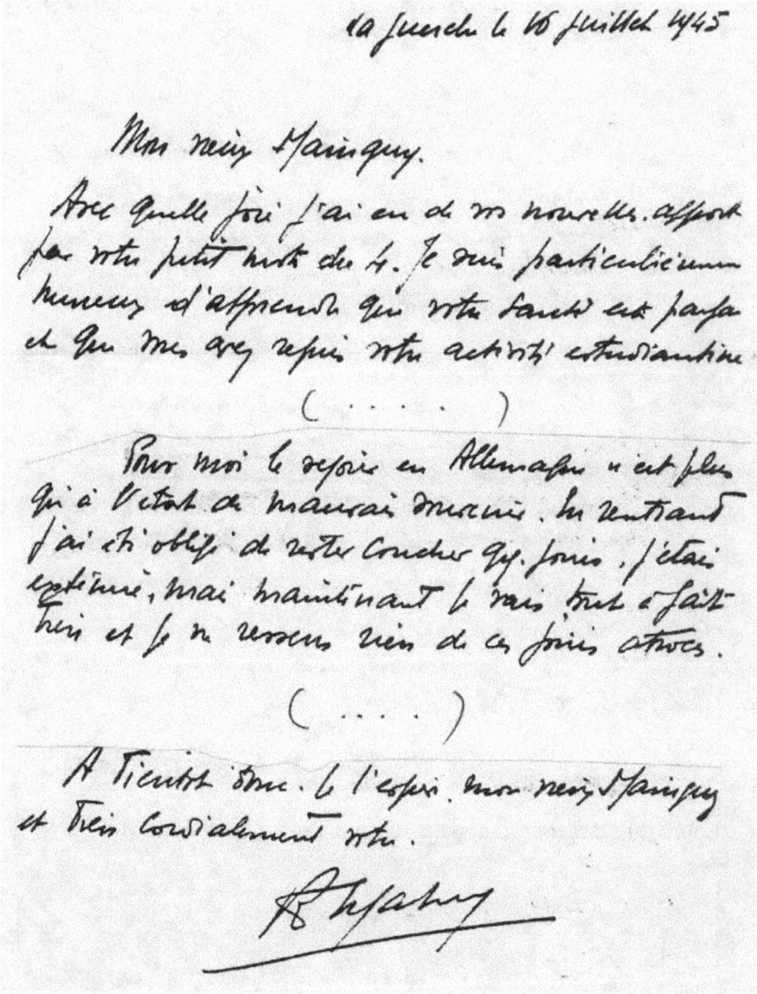

La Guerche le 16 juillet 1945

Mon cher Mainguy.

Avec quelle joie j'ai eu de vos nouvelles apportées par votre petit mot du 4. Je suis particulièrement heureux d'apprendre que votre santé est parfaite et que vous avez repris votre activité estudiantine

(.....)

Pour moi le séjour en Allemagne n'est plus qu'à l'état de mauvais souvenir. En rentrant j'ai été obligé de rester couché qq. jours, j'étais exténué, mais maintenant je vais tout à fait bien et je ne ressens rien de ces jours atroces.

(....)

A bientôt donc, je l'espère, mon cher Mainguy et très cordialement votre.

R Maheu

Lettre du Dr René Maheu du 16 juillet 1945, à Henri Mainguy, étudiant en chirurgie dentaire, ancien déporté à Laura, kommando de Dora[1].

[1] Mainguy Henri, 1995.

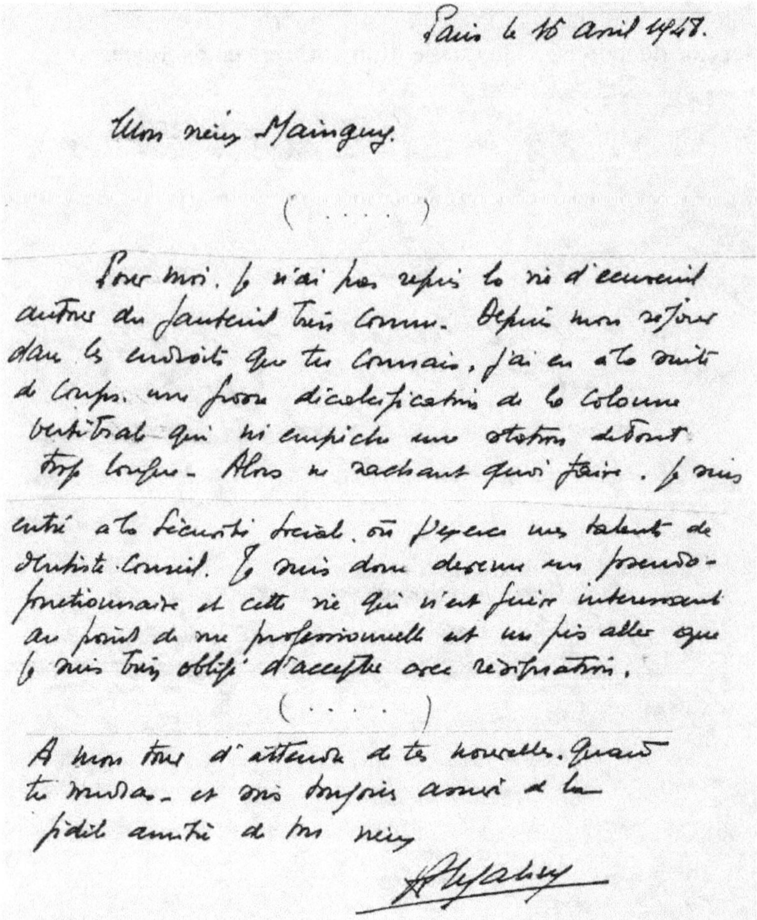

Paris le 16 avril 1948.

Mon vieux Mainguy.

(. . . .)

Pour moi, je n'ai pas repris la vie d'écureuil autour du fauteuil bien connu. Depuis mon séjour dans les endroits que tu connais, j'ai eu à la suite de coups une grosse décalcification de la colonne vertébrale qui m'empêche une station debout trop longue. Alors ne sachant quoi faire, je suis entré à la Sécurité sociale où j'exerce mes talents de dentiste conseil. Je suis donc devenu un pseudo-fonctionnaire et cette vie qui n'est guère intéressante au point de vue professionnelle est un pis aller que je suis bien obligé d'accepter avec résignation.

(. . . .)

A mon tour d'attendre de tes nouvelles. Quand tu voudras – et suis toujours assuré de la fidèle amitié de ton vieux

Lettre du Dr René Maheu du 16 avril 1948, à M. Henri Mainguy[1].

[1] Mainguy Henri, 1995.

Les pensions d'invalidité

Après la guerre, les Services de santé[1] mis en place pour le rapatriement ont été très vite débordés. La plupart des déportés ont été livrés à eux-mêmes après une visite médicale sommaire qui a eu pour but d'éviter les contaminations. Les médecins se sont contentés de préciser le schéma dentaire sur une feuille d'examen, les dents absentes étant rayées d'un trait de crayon.

De nombreux lieux publics ont été réquisitionnés pour y aménager des services hospitaliers. À Paris, l'hôtel Lutetia a été aménagé en ce sens. Des équipes médicales richement fournies en personnels (médecins, dentistes, infirmiers) et en matériels les ont accueillis. Les déportés y ont reçu des soins, mais y ont été aussi cantonnés un certain temps dans le but d'être observés. Ce délai écoulé, ils sont rentrés chez eux.

Face à l'ampleur du nombre de victimes de guerre, l'État français a été contraint bien évidemment d'avoir recours à des réformes de ses modes de cotisations.

Dans les services de stomatologie, dans les cliniques ou hôpitaux, le Dr Jacques Billet, stomatologue au C. H. U. de Nantes, s'est rappelé que les soins étaient délivrés sans distinction de personnes. Ils étaient souvent adressés par des chirurgiens-dentistes de la ville, mais il n'y avait aucune infrastructure spécifique. En attendant, son père, M. René Billet, chirurgien-dentiste à Nantes et ancien prisonnier de guerre, voyait sa salle d'attente pleine en permanence[2]. En effet, le parcours dentaire des rescapés a été jalonné de nombreuses extractions, de soins de

---

[1] Obadia Yves, *Pratique dentaire dans les camps de concentration*, Thèse Doct. Chir. Dent., Lyon, 1975, pp. 69-70.

[2] Billet R., communication personnelle, Nantes, 1995.

caries multiples, de prothèses mobiles, de couronnes et de bridges de plus ou moins grande étendue[1].

À la libération, les problèmes dentaires majeurs chez les déportés se sont résumés, nous l'avons vu, à des fractures multiples des dents, des maxillaires, faisant suite aux mauvais traitements et mauvais coups reçus, à l'aggravation de caries évoluant jusqu'à l'infection, et, suite au manque d'hygiène, aux carences vitaminiques et alimentaires, à des problèmes de gencive, caractérisés essentiellement par des parodontopathies de grande ampleur le plus souvent.

À une thérapeutique médicale exceptionnelle et dans le but d'aider les victimes de guerre à se soigner, une réforme des pensions d'invalidité s'est imposée d'elle-même.

- Décret n° 53-438 du 16 mai 1953 déterminant les règles et barèmes pour la classification et l'évaluation des invalidités résultant des infirmités et maladies contractées pendant l'internement ou la déportation (J.O. du 17 mai 1953, p. 4467). *« Deux faits donnent la détermination du droit à pension des internés et déportés :*

- *Le 1er est l'impossibilité où ils se trouvent de faire la preuve légale de l'origine exacte des infirmités dont ils sont atteints.*

- *Le 2e est l'existence du syndrome de la misère physiologique chronique progressive des camps (traumatismes, carences...) accompagné d'un vieillissement hâtif de l'organisme plus ou moins réversible, dont ont souffert tous les déportés sans exception. »*

- Décret n° 74-1198 du 31 décembre 1974, complétant le décret n° 53-438 du 16 mai 1953. *« Affections carentielles : est imputable par preuve l'édenture partielle ou totale à condition qu'elle soit*

[1] Billet J., communication personnelle, Nantes, 1995.
La prise en charge des soins et des prothèses dentaires est systématique pour les déportés.
Cette prise en charge des soins aux rapatriés est précisée dans le premier bulletin de mai-juin-juillet 1945 en p. 13. Il en va de même pour le calcul du coefficient masticatoire. La prise en charge pour les déportés est encore parfaitement décrite dans l'arrêté du 17 juin 1945, pp. 64-65 du bulletin n° 6-7-8-9 d'octobre 1945 à janvier 1946.

reconnue comme d'origine carentielle et constatée dans les 10 ans suivant la libération ou le rapatriement. »

En 1999, ce délai n'est plus exigé pour la reconnaissance de l'imputabilité à la déportation. Dans les cas litigieux, une commission spéciale consultative, la C.N.R.S.D.I.R.P. (Commission nationale de Réforme spéciale des Déportés, Internés, Résistants et Politiques) peut exprimer un avis sur les conditions d'imputabilité[1]. Elle peut être saisie soit par l'administration, soit par l'intéressé s'il n'est pas d'accord avec la décision du ministère des Anciens Combattants et des Victimes de Guerre. Elle siège à Paris pour les déportés et internés, résistants ou politiques. Pour les autres catégories, la décision est prise au niveau des Centres de Réformes des Directions interdépartementales.

- Loi du 9 août 1948 : *« Un déporté politique bénéficie de la présomption d'origine sans condition de délai. »*

De faux bien-portants ont été remis dans le circuit de la vie quotidienne et ont fait provisoirement illusion par leur reprise de poids et leur activité fébrile[2]. Personne, à l'époque, n'aurait pu se douter de l'existence d'une phase de latence qui a séparé le rapatriement de l'apparition des premiers troubles. Il a fallu plusieurs années pour que les pouvoirs publics s'émeuvent en comprenant la réalité du « Syndrome post-concentrationnaire » et pour que des textes soient votés afin de garantir l'avenir incertain des survivants.

Parmi ceux-ci, la loi du 9 août 1948 (Article L179 du Code des Pensions militaires d'Invalidité) connue sous le nom de « Loi Lambert » fait apparaître la notion de *« présomption d'origine sans condition de délai »*.

Depuis cette loi, toute affection survenant chez un déporté est présumée avoir été contractée durant la déportation et donc, imputable à cette dernière en l'absence de toute preuve contraire et ceci, sans aucune limitation de délai d'apparition de l'affection.

[1] La pension n'est jamais refusée pour édenture et est presque reconnue à 100 %. Ces cas touchent d'autres affections et sont plus relatifs à l'indemnisation.
[2] Obadia Yves, *Pratique dentaire…*, op. cit., 1975, pp. 69-70.
Les chiffres ci-dessus proviennent d'une étude réalisée par Yves Obadia (1975).

Les Drs Ségelle et Ellentogen ont étudié 2 300 dossiers de déportés (1 716 hommes et 584 femmes) à partir desquels ils ont établi des pourcentages sur le nombre d'invalidités constatées, sur les taux indemnisables et sur le nombre des déportés, en rapport avec la sphère dentaire[1].

Sur 2 300 déportés et internés examinés, 131, soit 5,7 %, sont atteints d'affections dentaires. Le taux d'invalidité accordé par les experts est de :

- 10 % d'invalidité	:	80 déportés examinés
- 15 % d'invalidité	:	17 déportés examinés
- 20 % d'invalidité	:	30 déportés examinés
- 25 % d'invalidité	:	1 déporté examiné
- 40 % d'invalidité	:	2 déportés examinés
- 60 % d'invalidité	:	1 déporté examiné

Une minorité de déportés examinés a réclamé une expertise pour affection dentaire, l'imputabilité à la déportation de la perte des dents et de la carie post-carentielle étant jusqu'alors systématiquement rejetée par les commissions de réformes locales. Grâce à la courtoisie du Dr Touboul, médecin-chef du Centre de réforme des Anciens Combattants et Victimes de Guerre de Dijon, Obadia a eu accès directement aux dossiers des déportés. Après que le Dr Touboul ait insisté sur l'importance de la Loi Lambert, il a constaté les faits suivants : *« Chaque déporté est pensionné pour un certain nombre d'infirmités. Certaines portent la mention « Origine par preuve » tandis que d'autres affichent « Origine par présomption ». Quelle que soit l'origine de l'infirmité, elle donne lieu à un degré d'invalidité et donc, à une pension. Dans tous les dossiers consultés, les termes « édenture » ou « mauvaise dentition » reviennent constamment et les taux d'invalidité relevés varient entre 10 % et 40 %. Dans la plupart des cas, l'invalidité concernant les dents porte la mention « Origine par présomption ». Enfin, le coefficient dentaire des déportés diminuant de plus en plus avec l'âge, la perte des dents en 1975 est encore imputable à la déportation »* et elle l'était toujours en 1999.

[1] Obadia Yves, *Pratique dentaire…*, op. cit., 1975, pp. 69-70.

Une pension est un droit à réparation dû aux déportés au vu de la misère et des malheurs qu'ils ont pu rencontrer. Elle est acquise à vie et peut être revue à la hausse. Elle est définitive au bout de 3 ans.

Par contre, les internés (dans les camps ou prisons françaises) ont dû apporter la preuve de leur maladie qui a pu être traitée lors de leur internement par un médecin co-interné (constat) et faire la preuve aussi d'un traitement suivi de cette maladie de l'internement au jour de la demande de pension. C'est la filiation médicale de soins (Article 180 de l'ordonnance du 3 mars 1945).

Brièvement, la commission de la C. N. R. S. D. I. R. P. est composée des :

- Directeur des pensions du secrétariat d'État ou son suppléant ;

- Président de la commission consultative médicale ou son suppléant ;

- Président de la commission de réforme spéciale des déportés et internés ou son suppléant ;

- Médecin ancien prisonnier de guerre désigné par le Secrétaire d'État ;

- Médecin ancien interné désigné par le Secrétaire d'État.

Ces deux derniers sont choisis à partir des listes d'associations concernées.

Cette commission prend connaissance de tous les documents ou témoignages portant sur les conditions de la captivité, de l'internement ou de la déportation présentés par l'intéressé ou par un représentant en son nom.

D'après le Dr Billet, stomatologue ancien expert pour les demandes de pensions à la Direction interdépartementale des Anciens Combattants et Victimes de Guerre des Pays de la Loire, une pension est systématiquement accordée pour les déportés si la demande est faite n'importe quand dans leur vie à leur retour en France[1]. Sauf si bien sûr, la preuve du contraire est apportée

[1] Billet J., 1995.

(Exemple : si un accident était responsable d'édenture longtemps après leur retour).

Dans les autres pays, des aménagements spécifiques ont été également effectués. Pour le Dr Zobel, *« En Autriche, la loi d'assistance aux victimes ne prévoit qu'un remboursement minime des traitements conservateurs ou des prothèses dentaires. Bien que cette loi soit assez vague, les décisions prises le sont généralement en faveur du requérant*[1]*. »*

Comment une pension est-elle évaluée ?

Article L4 (loi du 9 septembre 1941) du Code des Pensions militaires d'Invalidité[2].

« Les pensions sont établies en fonction du degré d'invalidité. Sont prises en considération les infirmités entraînant une invalidité égale ou supérieure à 10 % ». Il est concédé une pension :

- au titre des infirmités résultant de blessures si le degré d'invalidité qu'elles entraînent atteint ou dépasse 10 %.

- au titre d'infirmités résultant de maladies associées à des infirmités conséquentes à des blessures si le degré total d'invalidité atteint ou dépasse 30 %.

Un déporté fait sa demande de pension. Un expert estime en fonction du barème, le pourcentage d'invalidité qu'il juge approprié après examen de la personne. Après contrôle du compte rendu de l'expert par le Centre de Réforme Pension de la Direction interdépartementale du ministère des Anciens Combattants et

---

[1] Zobel J., *Stomatologie des anciens Déportés*, Conférence médico-sociale internationale sur la pathologie des anciens Déportés et Internés, Archives de la Fédération internationale de la Résistance (F.I.R.), Copenhague, 1954, n°184B, tome II, j.27-j.29.

[2] Rénié G., communication personnelle, Nantes, 1996.
Documents tirés du Guide Barème des Invalidités (critères, décrets, modes de calcul) du ministère des Anciens Combattants, de statistiques semestrielles touchant seulement les Pays de la Loire, datés du mercredi 31 janvier 1996 et d'extraits du Code de Pensions militaires d'Invalidité.
Obadia (1975, p. 71) affirme que les victimes de guerre bénéficiaires de l'Article L115 du Code des Pensions militaires d'Invalidité et Victimes de Guerre recevaient des soins médicaux gratuits. Ceci était valable au 23 avril 1976.

Victimes de Guerre de rattachement, la proposition de pension est adressée au service liquidateur du ministère du Budget et des Finances lequel concède ou non la pension. Les documents ci-après décrivent toutes les infirmités possibles présentées par les déportés au niveau de la sphère orofaciale et le pourcentage octroyé pour chacune d'entre elles[1].

DÉSIGNATION DES INFIRMITÉS	POUR-CENTAGE d'invalidité	POURCENTAGE réservé aux bénéficiaires des articles L 12 et L 13 *bis* du Code lorsque ce pourcentage est plus avantageux	
		1887	1915
FACE			
I. Vastes mutilations			
Les pourcentages indiqués sont indépendants des pourcentages de défiguration (1); les uns et les autres doivent s'additionner.			
Perte de l'œil, l'orbite et le maxillaire supérieur d'un côté		80	80
Perte des deux maxillaires supérieurs, avec perte de l'arcade dentaire, de la voûte palatine et du squelette nasal	90 à 100	80	80
Perte du maxillaire inférieur dans la totalité de sa portion dentaire	90 à 100	65	

(1) Pour l'indemnisation de la défiguration, voir p. 154.

	p. 100	p. 100	p. 100
Défiguration selon le degré d'importance	10 à 100		

[2]

[1] Rénié G., 1996.
[2] Rénié G., 1996.

DÉSIGNATION DES INFIRMITÉS	POURCENTAGE d'invalidité	POURCENTAGE réservé aux bénéficiaires des articles L 12 et L 13 *bis* du Code lorsque ce pourcentage est plus avantageux	
		1887	1915
	p. 100	p. 100	p. 100
masticatrice et suivant le coefficient dentaire	20 à 40		
Pseudarthrose de la branche montante. Grosse perte de substance, pseudarthrose très lâche et déviation du maxillaire. Apprécier le degré de la force masticatrice et du trouble de l'articulé dentaire	20 à 40	65	
Pseudarthrose serrée, perte de substance peu importante, faible déviation, mouvements conservés	10 à 20		5 à 10
b. *Consolidations vicieuses*			
Suivant le degré de l'engrènement des dents restantes et leur valeur de mastication	15 à 20		
c. *Articulation temporo-maxillaire*			
Ankylose osseuse, immobilisant complètement le maxillaire inférieur, permettant à peine le passage des liquides	100	65	
Luxation irréductible : apprécier le degré de gêne fonctionnelle en étudiant les mouvements possibles et l'engrènement dentaire dans l'occlusion maxima	10 à 50		33
Luxation récidivant suivant la fréquence et la gravité des récidives et suivant la gêne fonctionnelle	5 à 20		
d. *Constriction des mâchoires*			
Rechercher la cause, lésions musculaires, brides cicatricielles ou constrictions psychiques.			
Constriction légère des mâchoires			0
Ouverture permettant le passage des aliments liquides et demi-liquides, ouvertures de 10 millimètres et au-dessous	20 à 60		
Ouverture de 10 à 30 millimètres avec possibilité de mastication	5 à 20		20 à 30
Troubles surajoutés par brides cicatricielles labiales entravant l'hygiène buccale, la prononciation et cause d'autres désordres : perte de la salive etc.	20 à 50		

[1]

[1] Rénié G., 1996.

DÉSIGNATION DES INFIRMITÉS	POURCENTAGE d'invalidité	POURCENTAGE réservé aux bénéficiaires des articles L 12 et L 13 *bis* du Code lorsque de pourcentage est plus avantageux — 1887	1915
	p. 100	p. 100	p. 100
e. *Langue*			
Amputation partielle de la langue avec très léger degré de gêne de la parole, de la mastication, de la déglutition	10 à 30		
Amputation étendue avec gêne fonctionnelle	35 à 75		
Amputation totale	80		
Paralysie de la langue, sensibilité et mobilité. (Voir *Neurologie*, p. 107.)			
f. *Voile du palais*			
Paralysie du voile du palais. (Voir *Neurologie*, p. 106)			
g. *Dents*			
Rechercher l'origine de la perte des dents. La polycarie et la pyorrhée sont des affections constitutionnelles, leur aggravation est rarement imputable au service. Étudier aussi les conditions de la prothèse et le coefficient de mastication.			
La prothèse sera fournie au mutilé toutes les fois qu'elle sera possible et utile.			
a. Il reste un cœfficient de mastication supérieur à 40 % et la prothèse est possible dans de bonnes conditions (1)	10		
b. Coefficient de mastication inférieur à 40 %. Prothèse possible et fonctionnelle bonne (1)	10 à 20		
c. Coefficient de mastication supérieur à 40 % mais prothèse difficile et fonctionnellement défectueuse (1)	10 à 20		
d. Coefficient de mastication inférieur à 40 % et prothèse fonctionnelle insuffisante (1)	20 à 40		
h. *Fistule salivaire*			
Persistante avec écoulement constant de la salive			10 à 30

(1) Le coefficient exact de mastication, avec production du schéma odontologique, doit être déterminé suivant les prescriptions de la circulaire 554 EMP du 25 avril 1955 (voir p. 270). [1]

[1] Rénié G., 1996.

Selon les règles préalablement conçues, le mode de calcul du coefficient de mastication a été établi comme le tableau suivant le stipule.

« Le coefficient de mastication est obtenu en attribuant à chaque dent ayant une *antagoniste*, une valeur de 1 à 5 selon le barème ci après et en additionnant ces valeurs.

Valeur nominale des :

Incisives centrales supérieures	2
Incisives centrales inférieures	1
Incisives latérales (supérieures ou inférieures)	1
Canines (supérieures ou inférieures)	4
Prémolaires (quel que soit leur emplacement)	3
Molaires (quel que soit leur emplacement)	5
Dents de sagesse supérieures	2
Dents de sagesse inférieures	3

Maxillaire supérieur

Valeur	2	5	5	3	3	4	1	2	:	2	1	4	3	3	5	5	2	Valeur
Dents	8	7	6	5	4	3	2	1	:	1	2	3	4	5	6	7	8	Dents
Dents	8	7	6	5	4	3	2	1	:	1	2	3	4	5	6	7	8	Dents
Valeur	3	5	5	3	3	4	1	1	:	1	1	4	3	3	5	5	3	Valeur

Maxillaire inférieur

Un engrènement normal vaut donc 50 % pour le côté droit et 50 % pour le côté gauche, soit 100 % pour engrènement total normal.

Toutefois, dans cette addition on attribuera une cote variant de 0 à 4 aux dents altérées ou dont l'engrènement avec la dent antagoniste ne sera pas normal. Telle grosse molaire, par exemple, qui normalement vaut 5, ne sera plus cotée que 4, 3, 2, 1 ou 0 si elle n'a que peu ou pas de contact antagoniste. »[1]

On ne peut parler d'une réforme des pensions sans aborder la notion de statistiques qui demeure fondamentale. Il est difficile d'aborder cette notion à l'échelon national, alors nous nous limiterons à celui de la région des Pays de la Loire. Les documents ci-dessous étudient la répartition de la population pensionnée au titre du Code des Pensions militaires d'Invalidité et des Victimes de Guerre[2]. Ils concernent la population déportée, bien sûr, mais aussi les prisonniers de guerre, la population internée et la population civile victime de la guerre. En 1996, une recrudescence des pensions est constatable pour les personnes de 70 à 90 ans. Depuis l'application des décrets de lois, les déportés bénéficient de ces indemnisations. Avec la disparition progressive de cette population victime de guerre, ces statistiques ne sont plus valables de nos jours. C'est un fait malheureux certes, mais indiscutable.

---

[1] Rénié G., 1996.
[2] Rénié G., 1996.

En 1996, pour ce qui est de la période 1939/1945, la population pensionnée déportée et internée représente une faible partie des personnes pensionnées. Le nombre de déportés est décroissant et le retour à des conditions de vie normale n'a pas empêché la persistance de séquelles. Il y a 290 déportés pensionnés dans les Pays de la Loire, d'après une étude arrêtée au 1er juillet 1996, ce qui correspond presque à la totalité de la population déportée encore vivante dans les Pays de la Loire, soit 2,77 % de la population totale pensionnée pour cette même région.

- Réparties sur la population pensionnée de 1996 par pourcentage et en fonction de l'époque où ils ont contracté leurs maladies[1].

La population pensionnée de 1939/1945 est la plus importante. Il semble que la population encore vivante qui bénéficie majoritairement des remaniements des modes de cotisations d'après-guerre soit bien celle-là.

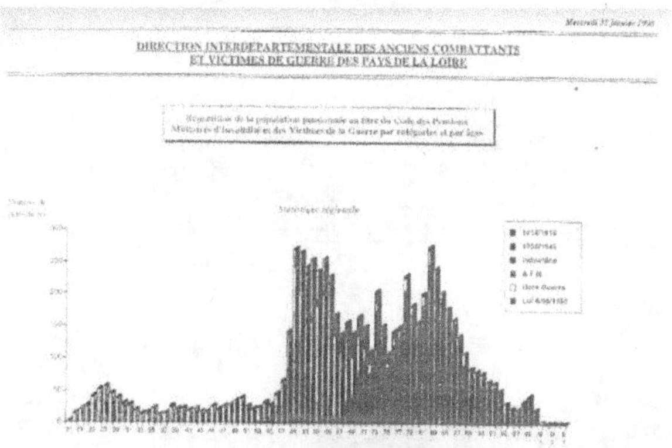

[1] Rénié G., 1996.

Mercredi 31 janvier 1996

DIRECTION INTERDEPARTEMENTALE DES ANCIENS COMBATTANTS
ET VICTIMES DE GUERRE DES PAYS DE LA LOIRE

Répartition des pensionnés au titre de la Guerre 1939/1945

3401 pensionnés
au titre de la
Guerre 1939/1945

Dont :

3 Déportés Politiques - Guerre 1939/1945
46 Déportés Politiques - Victimes Civiles 1939/1945
165 Déportés Résistants - Guerre 1939/1945
2 Internés Politiques - Guerre 1939/1945
60 Internés Politiques - Victimes Civiles 1939/1945
54 Internés Résistants - Guerre 1939/1945
1 Personnes Contraintes au Travail (PCT) en pays ennemi - Guerre 1939/1945
58 Personnes Contraintes au Travail (PCT) en pays ennemi - Victimes Civiles 1939/1945
58 Victimes des bombardements - Victimes Civiles 1939/1945
2953 qui n'appartiennent pas aux catégories ci-dessus

Mercredi 31 janvier 1996

DIRECTION INTERDEPARTEMENTALE DES ANCIENS COMBATTANTS
ET VICTIMES DE GUERRE DES PAYS DE LA LOIRE

Répartition de la population pensionnée
au titre du Code des Pensions Militaires d'Invalidité et des Victimes de la Guerre

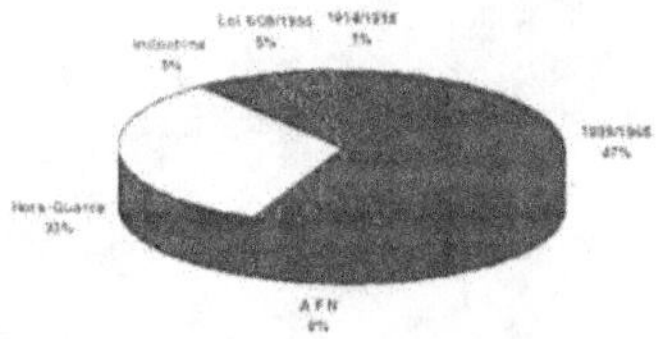

[1]

[1] Rénié G., 1996.

- Selon le détail des pathologies de la sphère orofaciale.

Les dénombrements ci-après montrent la quantité de personnes pensionnées (déportés, internés et autres victimes de guerre confondus) pour la période 1939/1945 pour chacune des pathologies bucco-dentaires rencontrées (chacune ayant un code administratif bien déterminé)[1]. Pour chaque cas énuméré (hormis une ou deux exceptions), il y a au moins un individu répertorié. C'est pour un coefficient de mastication < ou > à 40 % dans le cas d'une prothèse satisfaisante qu'il y a le plus de personnes, incomparablement plus d'ailleurs que pour tous les autres cas énoncés. L'édentement partiel ou total semble être la cause principale de demandes de pensions, si bien évidemment il résulte des conséquences de la Seconde Guerre mondiale.

Par rapport à d'autres époques, le nombre de pensionnés, au cas par cas, est le plus important pour la Guerre 1939/1945. Ce nombre pour les autres périodes est plus restreint. Cette différence est peut-être due au nombre de victimes dans la population civile.

[1] Rénié G., 1996.

Libellé infirmité	1914/1918	1939/1945	Indochine	A F N	Hors-Guerre	Loi du 6/08/1955
Perte des 2 maxillaires supérieurs					1	
Perte du maxillaire inférieur					2	
Défiguration	4	43	10	19	50	9
Pseudarthrose du maxil. sup.-disjonction crâ.-f.		1				
Pseudarthrose du maxil. sup. mastification pos.		1				
Pseudarthrose du corps maxillaire inférieur	1	1				
Pseudarthrose branche montante du maxil. inf.				1		
équelles de fracture du maxillaire inférieur	1	5		1	1	1
équelles de fracture du maxillaire supérieur	1	2			4	
videment pétro-mastoïdien dt		5		1	1	
évralgie mastoïdienne		1				
videment pétro-mastoïdien gauche		7		1	1	
onstriction permet. une ouverture 0 à 10 m/m				1		

[1]

[1] Rénié G., 1996.

Code infirmité	Libellé infirmité	1914/1918	1939/1945	Indochine	A F N	Hors-Guerre	Loi du 6/08/1955
4031	Constriction permet. une ouverture 10 à 30 m/m	1	1				
4032	Constriction par brides cicatric. des lèvres		1				
4033	Consolidation vicieuse des mâchoires				1		
4035	Luxation irréductible temporo-maxillaire		1	1			
4036	Luxation récidivante temporo-maxillaire		2	1			
4037	Dysarthrie		2			3	
4038	Autres affections des mâchoires		2	1	1	4	1
4039	Arthrite temporo-maxillaire		1				
4040	Amputation ou ablation partielle de la langue		1			2	
4044	Trachéo-laryngite				1		
4045	Agueusie				1		
4050	Coef. de mastification > 40 % - prothèse bonne		109	9	2	6	
4051	Coef. de mastification < 40 % - prothèse bonne		107	9	1	6	1
4052	Coef. de mastification > 40 %-prothèse difficile			1			
4053	Coef. de mastification < 40 %-prothèse insuffi.		4	2			
4054	Fistule salivaire persistante		1				
4055	Gingivite		3				
4056	Polycarie		3				
4057	Pyorrhée alvéolo-dentaire		2			1	
4059	Arthrite alvéolo-dentaire		4				

[1]

M. A. G. a été déporté à Buchenwald[2]. Sa pension lui a été attribuée pour édenture totale (taux d'invalidité : 20 + 10).

M. J. L. a été déporté à Oranienburg-Sachenhausen[3]. Sa pension lui a été attribuée pour édenture + pyorrhée alvéolyse (taux d'invalidité : 15 + 20).

Nous avons souhaité garder confidentiel le nom de ces deux hommes par respect du secret médical, bien que nous ayons eu l'autorisation écrite de les citer.

[1] Rénié G., 1996.
[2] G. A., communication personnelle, 1995.
[3] L. J., communication personnelle, 1995.

FICHE

I.G descriptive des infirmités ayant donné lieu à l'attribution d'une pension militaire d'invalidité ou de victime de guerre ... ...

Numéro de classement du dossier à l'administration	Catégorie et nature de la pension	Numéro d'inscription au Grand-livre de la Dette publique
OI 44 II3 – J	DEFINITIVE/GUERRE I939–I945	78 044512 C.

NOM et prénoms : G A

Date de naissance : 5 JANVIER I899

Grade : SOUS-LIEUTENANT Ier ECHELON

Adresse :

Pension concédée par arrêté n° C 370 du 26 Septembre 1977 à la suite de la Commission de Réforme de NANTES du 8 AOUT I978	Jouissance 370'760 13 OCTOBRE I977

Diagnostic, origine et curabilité des infirmités	Taux d'invalidité	Taux global d'invalidité	Point de départ initial du droit à pension
1° Infirmités ayant ouvert droit à pension :			
I° – Troubles cardiaques. 3151	40 %		
2° – Asthénie. 9400	40 + 5	85 %	
3° – Troubles digestifs et intestinaux. 3222	30 + IO	I00 % + I°	
4° – Troubles neuro-psychiques. 5805	40 %	60 %	
5° – ~~Arthrose du coude droit. 0900~~	25 – 5		
6° – Arthrose lombaire. 2161	35 + 5		
7° – Edenture totale. 4051	20 + IO		
8° – Coliques néphrétiques. 3405	20 + I5		
9° – Séquelles d'hémiplégie gauche. 5108	I5 + 20		
IO° – Vertiges. 9201	IO + 25		
II° – Hyperuricémie. 9311	IO + 30		
I2° – Conjonctivite chronique ODG. 4141 Sensation de gravier	IO + 35		
I3° – Hémorroïdes. 3254	IO + 40		
I4° – Séquelles de blessure avant-bras gauche. 0941	IO + 45	I00 % + 38°	
ORIGINE PAR PREUVE 2° Maladie contractée en déportation et constatée le 26.II.I945			

~~[illegible]~~ [1]

[1] G. A., 1995.

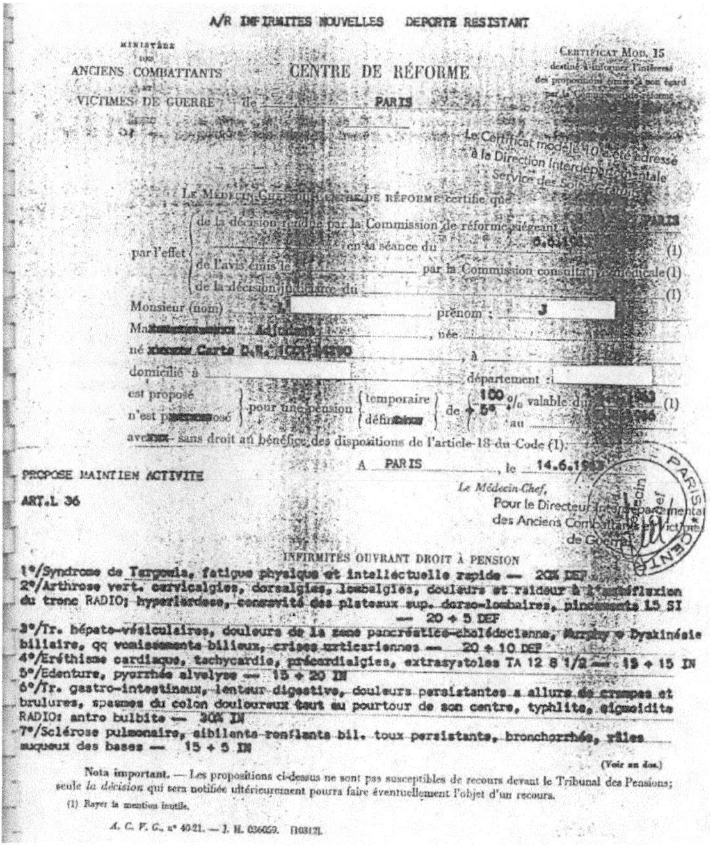
A/R INFIRMITES NOUVELLES DEPORTE RESISTANT

MINISTÈRE DES ANCIENS COMBATTANTS ET VICTIMES DE GUERRE

CENTRE DE RÉFORME de PARIS

CERTIFICAT MOD. 15 destiné à informer l'intéressé des propositions formées à son égard par la Commission de réforme

Le Certificat modèle 10 a été adressé à la Direction Interdépartementale Service des Soins Gratuits

LE MÉDECIN-CHEF DU CENTRE DE RÉFORME certifie que

par l'effet de la décision rendue par la Commission de réforme siégeant à PARIS en sa séance du 6.6.19.. (1)
de l'avis émis le ______ par la Commission consultative médicale (1)
de la décision judiciaire du ______ (1)

Monsieur (nom) [redacted] prénom : [redacted]

Ma... Adjudant ..., née ______

né ... Carte D.R. [illegible] , à ______

domicilié à [redacted] département : [redacted]

est proposé pour une pension temporaire de 100 % + 5° valable du ... 19.. au ... (1)

avec sans droit au bénéfice des dispositions de l'article 18 du Code (1).

A PARIS, le 14.6.19..

PROPOSE MAINTIEN ACTIVITE

ART.L 36

Le Médecin-Chef,
Pour le Directeur Interdépartemental des Anciens Combattants et Victimes de Guerre

INFIRMITÉS OUVRANT DROIT À PENSION

1°/Syndrome de Targowla, fatigue physique et intellectuelle rapide — 20% DEF

2°/Arthrose vert. cervicalgies, dorsalgies, lombalgies, douleurs et raideur à l'antéflexion du tronc RADIO: hyperlordose, concavité des plateaux sup. dorso-lombaires, pincements L5 SI — 20 + 5 DEF

3°/Tr. hépato-vésiculaires, douleurs de la zone pancréatico-cholédocienne, Murphy + Dyskinésie biliaire, qq vomissements bilieux, crises urticariennes — 20 + 10 DEF

4°/Eréthisme cardiaque, tachycardie, précardialgies, extrasystoles TA 12 8 1/2 — 15 + 15 IN

5°/Edenture, pyorrhée alvéolaire — 15 + 20 IN

6°/Tr. gastro-intestinaux, lenteur digestive, douleurs persistantes a allure de crampes et brulures, spasmes du colon douloureux tout au pourtour de son centre, typhlite, sigmoïdite RADIO: antro bulbite — 30% IN

7°/Sclérose pulmonaire, sibilants ronflants bil. toux persistante, bronchorrhée, râles muqueux des bases — 15 + 5 IN

(Voir au dos.)

Nota important. — Les propositions ci-dessus ne sont pas susceptibles de recours devant le Tribunal des Pensions; seule *la décision* qui sera notifiée ultérieurement pourra faire éventuellement l'objet d'un recours.

(1) Rayer la mention inutile.

A. C. V. G., n° 40-21. — J. H. 036059. [10312].

1

---

[1] L. J., 1995.

Conclusion

J'ai souvent entendu à la TV ou ailleurs les mots « devoir de mémoire ». Pourtant, quand on prête l'oreille plus avant, au-delà des apparences, on constate que pour beaucoup ce ne sont que quelques mots d'apparat. Cela habille une conscience.

Notre Nation s'est bâtie, à travers l'histoire, suite à des discussions et négociations politiques certes, mais aussi au cours des conflits qu'elle a pu rencontrer.

Au cours de la Seconde Guerre mondiale plus spécifiquement, la France a été envahie et placée sous le contrôle d'une nation totalitaire à la violence jamais dissimulée.

Le Général de Gaulle a appelé à résister contre cet envahisseur dans un message radiophonique diffusé par la BBC, le 18 juin 1940. Ce message a été entendu et pris en référence par tous les jeunes Français d'alors.

Plus de 80 ans après, cet appel est toujours commémoré chaque année. C'est dire la puissance des mots et la force du message.

Ainsi, nombreux sont ceux qui ont pris les armes officiellement en rejoignant de Gaulle en Angleterre ou bien, plus discrètement, en entamant des actions de sabotage ou de parachutage sur le sol français, toutes destinées à saper le moral des troupes allemandes et leur superbe.

Cette Résistance intérieure a eu un coût conséquent et terrible en vies humaines, car si un résistant, homme ou femme, était capturé, il était emprisonné, torturé, déporté et/ou exécuté sommairement. Exit la Convention de Genève et les droits des prisonniers de guerre.

Combien de Français ont ainsi sacrifié leur vie pour notre pays et pour son drapeau ?

Le « devoir de mémoire », c'est se rappeler, se remémorer chacun d'entre eux. Ne pas oublier afin que des générations futures se souviennent et prennent exemple. Notre Nation est une et indivisible, et elle doit le rester. Elle ne peut pas conserver son identité en oubliant ceux qui ont tout donné pour elle jusqu'à la moindre goutte de leur sang. Elle ne peut pas exister tout simplement en omettant, voire en reniant, ce qui l'a construite. C'est cela le « devoir de mémoire », un travail pour l'historien que je suis, que je m'efforce modestement d'accomplir tous les jours, dans le respect bien sûr de toutes les évolutions que notre société contemporaine imprime sur son chemin du moment. Mais, un travail avec toute l'admiration qui est dû à ces hommes et à ces femmes qui ont sacrifié leur vie pour faire de nous ce que nous sommes devenus, et avec tout l'amour dû à mon drapeau, à mon pays, dont je mesure pleinement la force, la signification, et toute la valeur.

Il n'y a bien sûr aucune incompatibilité entre le souvenir recherché et la quête d'unité européenne dont je partage sans conteste l'orientation, et la nécessité. Elle est aujourd'hui indispensable et protectrice à bien des égards.

Remerciements

Il m'est essentiel de remercier mes mentors, les professeurs Simon Bérénholc et François Resche, le regretté Dr Henri Lamendin et M. Thierry Feral à qui je dois tant et tant. Je n'oublie pas le Pr Michel Germain qui vient s'ajouter à cette belle liste par son amitié et son soutien inconditionnel de tous les instants.

Un merci considérable à M. Claude Pennetier, codirecteur du Maitron, pour son aide considérable et pour son autorisation à compulser, et à publier leurs archives extraordinaires sur le sujet qui me préoccupe ici. De même, toute ma gratitude va au président Avizou de l'Association pour la recherche sur la Résistance et l'Occupation dans la Creuse (ARROC) pour son aide inestimable.

Sans omettre tous ceux qui me soutiennent au quotidien dans mes travaux, voire qui y participent.

Je ne peux terminer sans dire tout l'amour que je porte à ma femme et à mes trois enfants qui illuminent ma vie comme autant de soleils.

Bibliographie

Livres

Amicale d'Oranienburg-Sachsenhausen, *Sachso*, Minuit/Plon (éd.), Paris, 1982.

Audigé Simone, *La baleine allaite ses petits*, Éditions du Moulin vieux, 1990.

Bureth Louis-Marie, *Le Revier du camp de concentration de Dachau*, Thèse Doct. Méd., Strasbourg, 1989.

Dumont Jean, *Histoire secrète de la Gestapo*, Crémille (éd.), Genève, tome 4, 1971.

Durand Pierre, *Danielle Casanova, l'indomptable*, Messidor (éd.), Paris, 1990.

Ennis John, *The Story of the Fédération Dentaire Internationale (1900-1962)*, FDI (ed.), Londres, 1967.

Fournier Serge (sous la direction de) & Riaud Xavier (commentaires), *Commémoration des 75 ans de l'Ordre national des Chirurgiens-dentistes – Réédition des bulletins de 1945*, L'Harmattan (éd.), Collection Médecine à travers les siècles, Paris, 2021.

Hautval Adélaïde, *Médecine et crimes contre l'Humanité*, Actes Sud (éd.), Arles, 1991.

Jamin Sophie, *Le chirurgien-dentiste français pendant la Seconde Guerre mondiale*, Thèse Doct. Chir. Dent., Rennes, 2011.

Lamendin Henri, *Praticiens de l'art dentaire du XIVe au XXe siècle*, L'Harmattan (éd.), Collection Médecine à travers les siècles, Paris, 2007.

Le Caër Paul, *Mauthausen, crimes impunis*, Orep (éd.), Cully, 2007.

Maloire Albert, *Femmes dans la guerre*, Louvois (éd.), 1957.

Marandas Jacques, *L'Ordre des chirurgiens-dentistes*, Thèse Doct. Sc. Odont., Paris, 1973.

Michel Jean & Nucera Louis, *Dora*, J. C. Lattès (éd.), Paris, 1975.

Paris-Musées, *Destination Auschwitz des déportés tatoués*, Musées de la ville de Paris (éd.), Paris, 2002.

Obadia Yves, *Pratique dentaire dans les camps de concentration*, Thèse Doct. Chir. Dent., Lyon, 1975.

Quillet Jack, *Du maquis aux parachutistes SAS*, Atlante (éd.), Saint-Cloud, 2008.

Riaud Xavier, *La pratique dentaire dans les camps du IIIe Reich*, L'Harmattan (éd.), Collection Allemagne d'hier et d'aujourd'hui, Paris, 2002.

Riaud Xavier, *Les dentistes allemands sous le IIIe Reich*, L'Harmattan (éd.), Collection Allemagne d'hier et d'aujourd'hui, Paris, 2005.

Riaud, Xavier, *Étude de la pratique odontologique et de ses déviances dans les camps de l'Allemagne nazie*, Thèse Doct. Épistémologie, Hist. Sciences & Techniques, Nantes, 2007.

Riaud Xavier, *Dentistes héroïques de la Seconde Guerre mondiale*, L'Harmattan (éd.), Collection Médecine à travers les siècles, Paris, 2011.

Sellier André & Neufeld Michael, *A History of the Dora Camp*, Ivan R. Dee Inc., Chicago, 2003.

Stroweis Henri, *Pathologie bucco-dentaire dans les camps de concentration allemands, 1944-1945*, Thèse Doct. Chir. Dent., Paris, 1973.

Trouplin Vladimir, *Dictionnaire des Compagnons de la Libération*, Elytis (éd.), Bordeaux, 2010.

Articles

ARSVHRC, bulletin n° 42, mars 2009, pp. 7-8.

Balny Huguette, *Au nom de la vie*, brochure, communication personnelle, Montpellier, 2004.

Bérénholc Charles, « Le service de santé de l'état-major des maquis d'Auvergne : un épisode des combats de Margueride-Truyère », in *Revue de la Haute-Auvergne*, avril-septembre 1994, pp. 241-249.

Dreyfus H. & al., « Maurice Roy (1866-1947) », in *L'Odontologie*, 1947.

Fouchet Antoine, « Espions et résistants, ils ont aussi libéré la France », in *La Croix*, 15/10/2004.

Lebourg Lucien, « Souvenir de Maurice Roy (1866-1947) », in *L'Information dentaire*, 12/10/1972, n° 41, pp. 3805-3807.

Le Caër Paul, *« Pathologie buccale et dentaire pendant la Résistance, l'Internement et la Déportation »*, Deauville, 1972, pp. 1-4, communication personnelle, 1995.

Zobel J., *Stomatologie des anciens Déportés*, Conférence médico-sociale internationale sur la pathologie des anciens Déportés et Internés, Archives de la Fédération internationale de la Résistance (F.I.R.), Copenhague, 1954, n°184B, tome II, j.27-j.29.

Articles et sites Internet

Académie nationale de chirurgie dentaire (ANCD), Paris, http://www.academiedentaire.fr, 2011.

Chailleux Daniel, « Mémoires et espoirs de la Résistance », in *www.memoresist.org*, Association des amis de la Fondation de la Résistance, 2004.

Dictionnaire.sensagent.leparisien.fr, *René Bichelot*, 2017.

http://fr.wikipedia.org, *Pierre Morel (résistant)*, 2010, pp. 1-4.

http://www.curagiu.com (a), *Danielle Casanova – Danielle déportée le 21 janvier 1943 à Auschwitz sous le matricule 31655*, sans date, pp. 1-13.

http://www.curagiu.com (b), *Danielle Casanova – De Vincentella à Danielle*, sans date, pp. 1-13.

http://fusilles-40-44.maitron.fr, 2007-2020[1].

http://www.ordredelaliberation.fr, *Maurice Prochasson*, Paris, 2002.

http://www.ordredelaliberation.fr, *Philippe Sassoon*, Paris, 2002.

http://www.senat.fr, *Paul Malassagne*, 2011.

Mainguy Henri & Mainguy Robert, « Mes souvenirs en captivité », in *http://chouannerie.chez-alice.fr/Henri_Mainguy/Textes/A00_accueil.htm*, 2002.

membres.lycos.fr/histonantes/audige.htm-3k, *Pierre Audi-gé*, sans date, p. 1.

Memorial-GenWeb, « Wormser Paul Albert (1939-1945) », in *https://www.memorialgenweb*, 2006-2022.

Paulin Jérôme & Paulin Michel, « Biographie express », in *http://www.georgespaulin-lesite.com*, 2006.

Paulin Jérôme & Paulin Michel (a), « Le styliste automobile », in *http://www.georgespaulin-lesite.com*, 2006.

Paulin Jérôme & Paulin Michel (b), « L'inventeur du coupé-cabriolet », in *http://www.georgespaulin-lesite.com*, 2006.

Paulin Jérôme & Paulin Michel (c), « Le combattant de la liberté », in *http://www.georgespaulin-lesite.com*, 2006.

Puybouffat-Merrien Rose, « Roger Puybouffat, dentiste au camp de Choisel en 1941 », in *Journal La Mée*, Châteaubriant, 2008.

Sanz Javier, « Maurice Roy », in *Protagonistas de la Odontologìa*, http://www.maxillaris.com, juin 2006, pp. 90-92.

Serre R., « Blessés et soignants de l'hôpital de la grotte de la Luire. Contexte historique », in *Fondation de la Résistance, http://museedelaresistanceenligne.org/media581-BlessA#fiche-tab*, 2013.

[1] Nous avons choisi volontairement de ne mettre que le nom du site Internet où fleurissent les nombreuses biographies citées dans le texte, plutôt que tous les articles consultés, leur nombre et le travail du Maitron étant considérables. Nous avons passé plusieurs semaines à le consulter. Les articles sont détaillés et cités en notes de bas de page dans leur intégralité pour chaque biographie correspondante.

Westphal A., « Les débuts de l'enseignement dentaire public à Nancy après la loi Brouardel de 1892 », in *Actes de la Société française d'histoire de l'art dentaire*. 2008 ; (13) : 44-47, www.biusante.parisdescartes.fr.

Westphal A., « Armand, René et Armand Rosenthal : une famille au service de l'Institut dentaire de la faculté de médecine de Nancy. », in *Actes de la Société française d'histoire de l'art dentaire*, 2012 ; (17) : 36-40, www.biusante.parisdescartes.fr.

www.aassdn.org, *Archives de l'AASSDN – Michel Thoraval*, sans date.

www.amicaledechateaubriant.fr, *David Émile, 19 ans*, 2022.

www.museedelaresistanceenligne.org, Fondation de la Résistance, 2010-2013.

www.resistance60.fr, Résistance 60, Noyon.

Zimmer Marguerite, « Petite histoire de l'art dentaire du XVIIIe siècle à 1950 », in *Actes de la Société française d'histoire de l'art dentaire*, Paris, sans date, http://www.bium.univ-paris5.fr.

Centres d'archives

FNDIRP, communication personnelle, Paris, 2003.

Ministère des Armées, Service historique de la Défense/CHA Vincennes, cote DE 2013 ZL4/393 et GR 16 P 306326.

Ministère de la Défense, Caen.

Musée de l'Ordre de la Libération, communication personnelle, Paris, 2011.

Panstwowe Muzeum Auschwitz, communication personnelle, Oswiecim, Pologne, 2002, 2003 et 2009.

Témoignages

Benmansour Alain, communication personnelle, Paris, 2010.

Bérénholc Charles, communication personnelle, Paris, 2011.

Billet J., communication personnelle, Nantes, 1995.

Billet R., communication personnelle, Nantes, 1995.

Famille Audigé, communication personnelle, Nantes, 2005.

Famille Sebban, communication personnelle, Paris, 2011.

G. A., communication personnelle, 1995.

Gaillot Jean et Pierre, communication personnelle, 1995.

Laboratoire Van Pée, communication personnelle, Nantes, 1996.

Larue Michel, communication personnelle, 1995.

L. J., communication personnelle, 1995.

Le Caër Paul, communication personnelle, Tourgeville-Deauville, 2011.

Maheu Alain, manuscrit inédit de son père, le Dr René Maheu, communication personnelle, Saint Malo, 1999, 2003 (photos) et 2010.

Mainguy Henri, communication personnelle, Saint-Mars-la-Jaille, 1995.

Mainguy Robert, communication personnelle, Saint-Mars-la-Jaille, 2010.

Morel Pierre, communication personnelle, Paris, 2011.

Pauchard Jean-Michel, communication personnelle, Chartres, 2011.

Paulin Michel-Georges, communication personnelle, 2008.

Puybouffat-Merrien Rose, communication personnelle, Paris, 2010.

Rénié G., communication personnelle, Nantes, 1996.

Roy Nicole, communication personnelle, Paris, 2011.

Quillet Jack, communication personnelle, Villeneuve-les-Avignon, 2011.

Soubirous G., communication personnelle, 1995.

Table des matières

Du même auteur

- *La pratique dentaire dans les camps du IIIe Reich*, Coll. « Allemagne d'hier et d'aujourd'hui », L'Harmattan (éd.), Paris, 2002.

- *Les dentistes allemands sous le IIIe Reich*, Coll. « Allemagne d'hier et d'aujourd'hui », L'Harmattan (éd.), Paris, 2005.

- *L'influence des dentistes américains pendant la guerre de Sécession (1861-1865)*, Coll. « Médecine à travers les siècles », L'Harmattan (éd.), Paris, 2006.

- *Les dentistes, détectives de l'Histoire*, Coll. « Médecine à travers les siècles », L'Harmattan (éd.), Paris, 2007.

- *Première Guerre mondiale et stomatologie : des praticiens d'exception...*, Coll. « Médecine à travers les siècles », L'Harmattan (éd.), Paris, 2008.

- *Plaidoyer pour un enseignement historique de l'Art dentaire*, Coll. « Éthique & Pratique médicale », L'Harmattan (éd.), Paris, 2008.

- *Quand la dent mène l'enquête…*, Coll. « Médecine à travers les siècles », L'Harmattan (éd.), Paris, 2008.

- *Pionniers de la chirurgie maxillo-faciale*, Coll. « Médecine à travers les siècles », L'Harmattan (éd.), Paris, 2010.

- *Histoires de la médecine bucco-dentaire*, Coll. « Médecine à travers les siècles », L'Harmattan (éd.), Paris, 2010.

- *Odontologie médico-légale : entre histoire et archéologie*, co-écrit avec le Dr Francis Janot, Coll. « Médecine à travers les siècles », L'Harmattan (éd.), Paris, 2010.

- *Dentistes héroïques de la Seconde Guerre mondiale*, Coll. « Médecine à travers les siècles », L'Harmattan (éd.), Paris, 2011.

- *Chroniques odontologiques des rois de France et de la dynastie napoléonienne*, Coll. « Médecine à travers les siècles », L'Harmattan (éd.), Paris, 2011.

- *Les dentistes américains dans la guerre de Sécession (1861-1865)*, Coll. « Médecine à travers les siècles », L'Harmattan (éd.), 2e édition, Paris, 2012.

- *Napoléon Ier et ses médecins*, Coll. « Médecine à travers les siècles », L'Harmattan (éd.), Paris, 2012, **Prix de l'AAMSSA 2012.**

- *Histoire indépendentaire*, Coll. « Médecine à travers les siècles », L'Harmattan (éd.), Paris, 2013.

- *Des dentistes qui ont fait l'Histoire…*, Coll. « Médecine à travers les siècles », L'Harmattan (éd.), Paris, 2013.

- *Odontologie médico-légale et serial killers, la dent qui en savait trop…*, coécrit avec le Dr Philippe Brousseau, Coll. « Médecine à travers les siècles », L'Harmattan (éd.), Paris, 2014.

- *Chirurgie dentaire et nazisme*, Coll. « Allemagne d'hier et d'aujourd'hui », L'Harmattan (éd.), Paris, 2015.

- *Et si la Seconde Guerre mondiale nous était racontée autrement…*, Coll. « Médecine à travers les siècles », L'Harmattan (éd.), Paris, 2015.

- *Napoléon Ier et ses dentistes*, Coll. « Médecine à travers les siècles », L'Harmattan (éd.), Paris, 2016.

- *Archéologies dentaires*, Les Éditions universitaires européennes, Sarrebruck, 2016.

- *Dent et archéologie, une expérience vécue*, Coll. « Médecine à travers les siècles », L'Harmattan (éd.), Paris, 2017.

- *Dents et espions*, Coll. « Médecine à travers les siècles », L'Harmattan (éd.), Paris, 2018.

- *Charles Godon (1854-1923) et Georges Villain (1881-1938), le maître et l'élève*, Coll. « Médecine à travers les siècles », L'Harmattan (éd.), Paris, 2018.

- *ADN, dents et maladies*, Coll. « Médecine à travers les siècles », L'Harmattan (éd.), Paris, 2019.

- *L'or dentaire des nazis*, Coll. « Médecine à travers les siècles », L'Harmattan (éd.), Paris, 2019.

- Réédition commentée du journal satirique des blessés de la face de l'hôpital du Val-de-Grâce (1917-1918), *La Greffe générale*, Coll. « Médecine à travers les siècles », L'Harmattan (éd.), Paris, 2020.

- *Carnet de voyage académicien d'un historien de la médecine*, L'Harmattan (éd.), Collection Médecine à travers les siècles, Paris, 2020, 125 p.

- *Petit manuel historique de l'odontologie du sport*, L'Harmattan (éd.), Collection Médecine à travers les siècles, Paris, 2021, 128 p.

- *Commémoration des 75 ans de l'Ordre national des Chirurgiens-dentistes, Rééditions des Bulletins de 1945*, commentée par le Dr

Xavier Riaud sous la direction du président Serge Fournier, L'Harmattan (éd.), Collection Médecine à travers les siècles, Paris, 2021, 334 p.

- *Aux origines de l'Odontologie médico-légale, Des « Sherlock Holmes » français*, L'Harmattan (éd.), Collection Médecine à travers les siècles, Paris, 2022, 127 p.

- *Dental World War Two*, Lambert Academic Publishing, 2022, Chisinau, 164 p.

Structures éditoriales du groupe L'Harmattan

L'Harmattan Italie
Via degli Artisti, 15
10124 Torino
harmattan.italia@gmail.com

L'Harmattan Hongrie
Kossuth l. u. 14-16.
1053 Budapest
harmattan@harmattan.hu

L'Harmattan Sénégal
10 VDN en face Mermoz
BP 45034 Dakar-Fann
senharmattan@gmail.com

L'Harmattan Cameroun
TSINGA/FECAFOOT
BP 11486 Yaoundé
inkoukam@gmail.com

L'Harmattan Burkina Faso
Achille Somé – tengnule@hotmail.fr

L'Harmattan Guinée
Almamya, rue KA 028 OKB Agency
BP 3470 Conakry
harmattanguinee@yahoo.fr

L'Harmattan RDC
185, avenue Nyangwe
Commune de Lingwala – Kinshasa
matangilamusadila@yahoo.fr

L'Harmattan Congo
219, avenue Nelson Mandela
BP 2874 Brazzaville
harmattan.congo@yahoo.fr

L'Harmattan Mali
ACI 2000 - Immeuble Mgr Jean Marie Cisse
Bureau 10
BP 145 Bamako-Mali
mali@harmattan.fr

L'Harmattan Togo
Djidjole – Lomé
Maison Amela
face EPP BATOME
ddamela@aol.com

L'Harmattan Côte d'Ivoire
Résidence Karl – Cité des Arts
Abidjan-Cocody
03 BP 1588 Abidjan
espace_harmattan.ci@hotmail.fr

Nos librairies en France

Librairie internationale
16, rue des Écoles
75005 Paris
librairie.internationale@harmattan.fr
01 40 46 79 11
www.librairieharmattan.com

Librairie des savoirs
21, rue des Écoles
75005 Paris
librairie.sh@harmattan.fr
01 46 34 13 71
www.librairieharmattansh.com

Librairie Le Lucernaire
53, rue Notre-Dame-des-Champs
75006 Paris
librairie@lucernaire.fr
01 42 22 67 13

www.ingramcontent.com/pod-product-compliance
Lightning Source LLC
LaVergne TN
LVHW011013061026
849535LV00006B/1860
* 9 7 8 2 1 4 0 2 9 3 1 0 8 *